栄養以前の生命力を食べる

栄養学が150年以上見落としていたこと

千年前の食品舎　舎長
猪股恵喜　著

あうん社

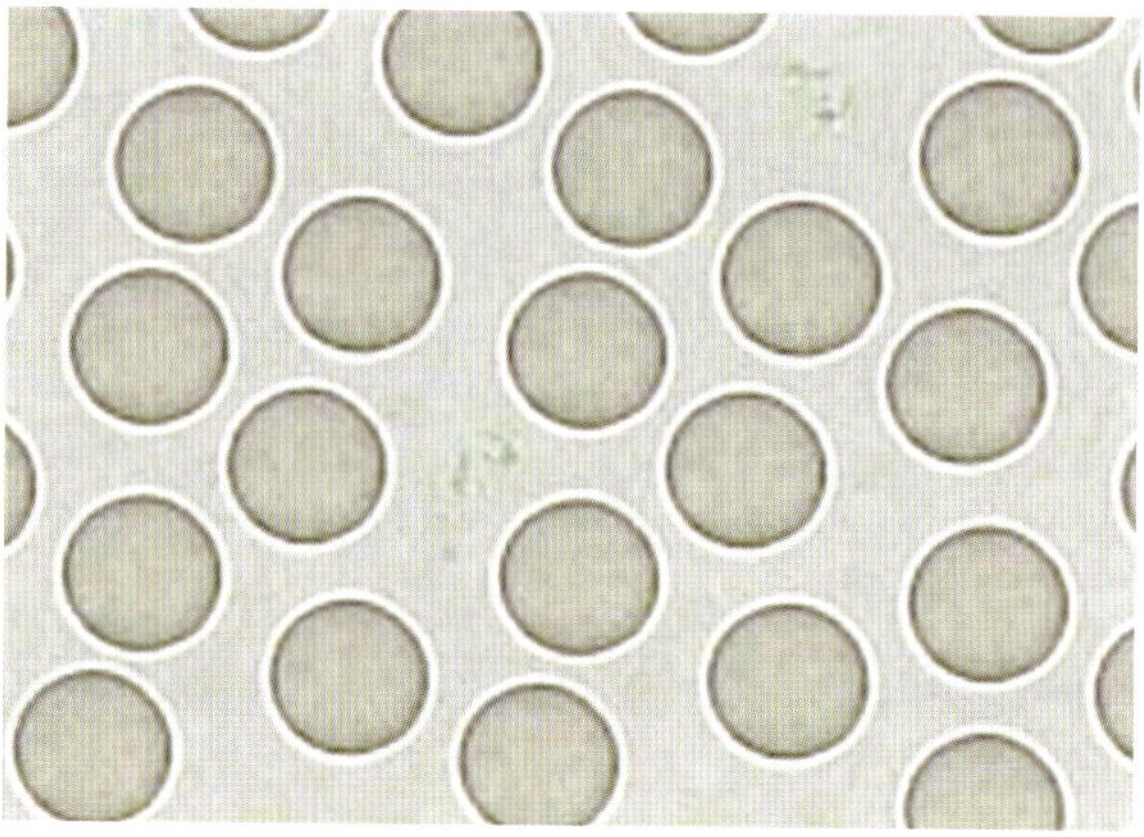

画像1　**正常赤血球**

和食中心、腹八分目。ビタミン、ミネラル、酵素等もスムーズに全身に運ばれる。

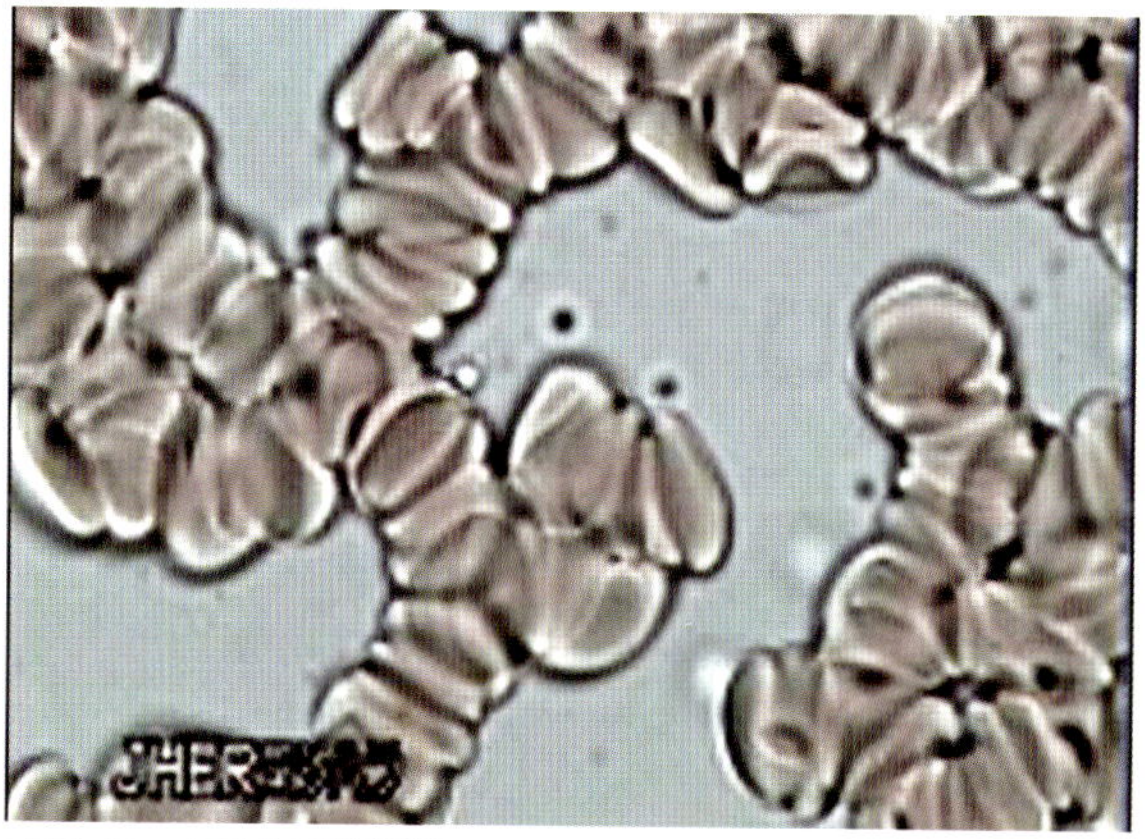

画像2　**赤血球連鎖**

食べ過ぎで過剰摂取による分解不足の脂肪、タンパク質、糖分などでドロドロ状態。血球の表面積が小さくなり酸素や栄養を運べない

口絵1～8ページの画像（細胞など）と写真については、第4章の139～143ページに詳しく述べています。

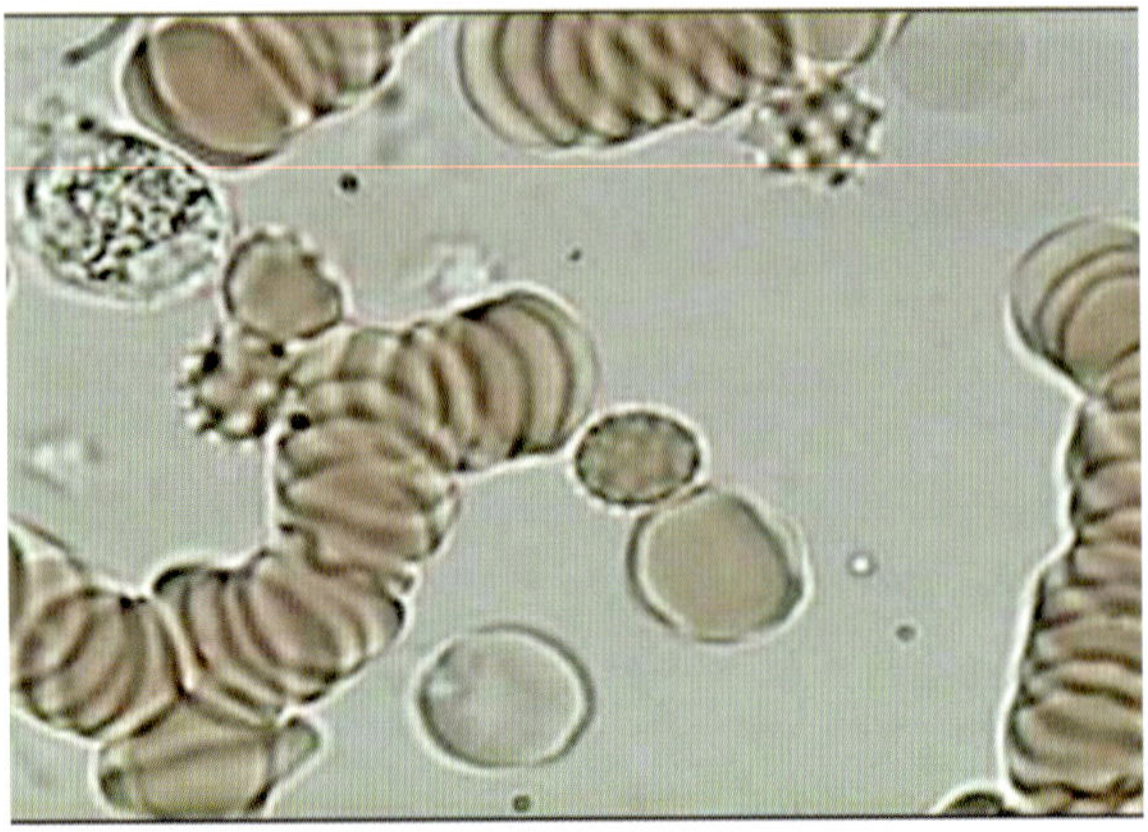

画像３　アキャンソＢ
腸や肝臓が悪い時に変化した赤血球
金平糖のような赤血球が現れる。慢性肝疾患や肺の浄化能力の衰えでも現れる

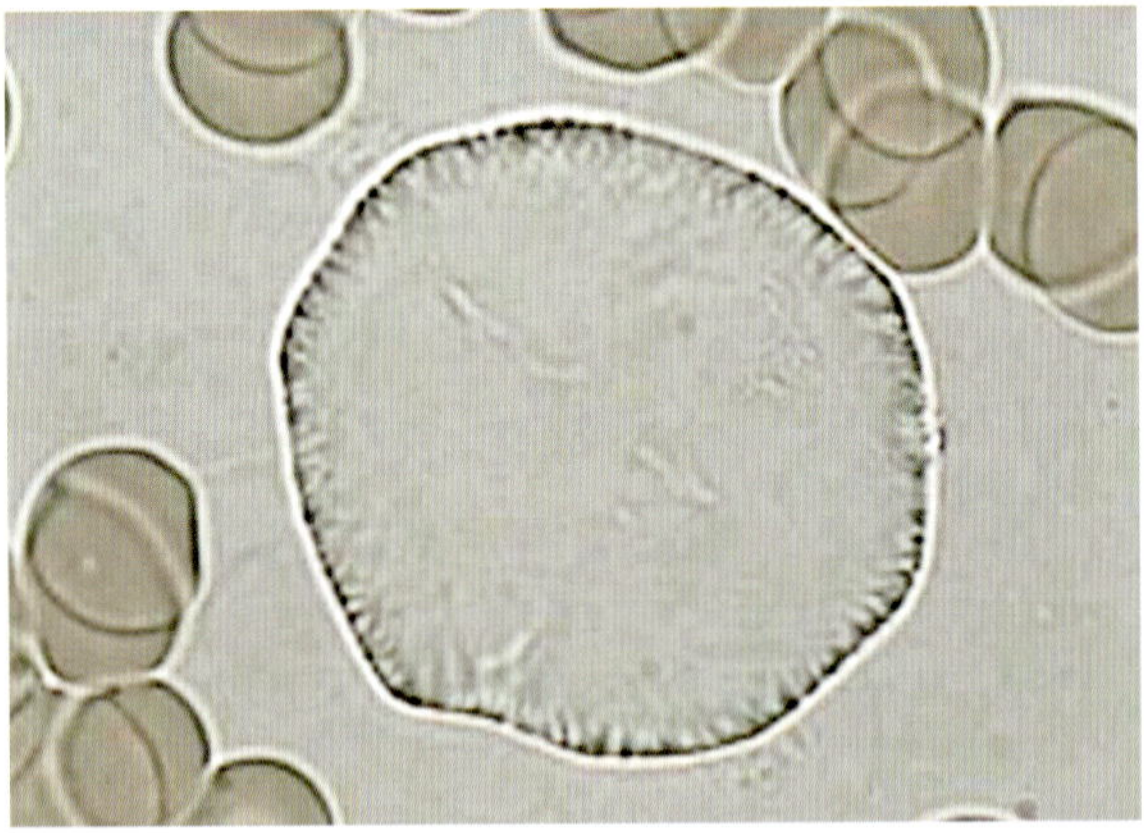

画像４　コレステロール
血管に詰まり動脈硬化誘発、脳梗塞、心筋梗塞の原因になる。

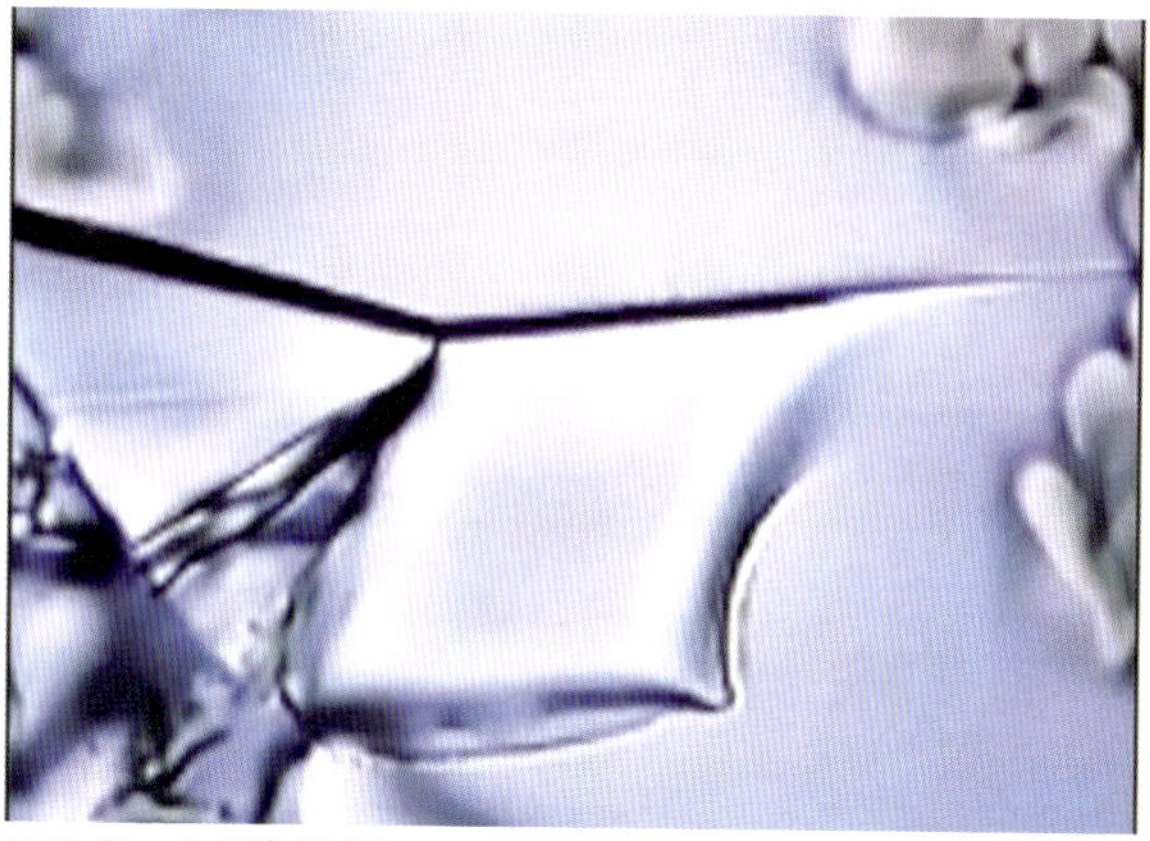

画像５　尿酸結晶

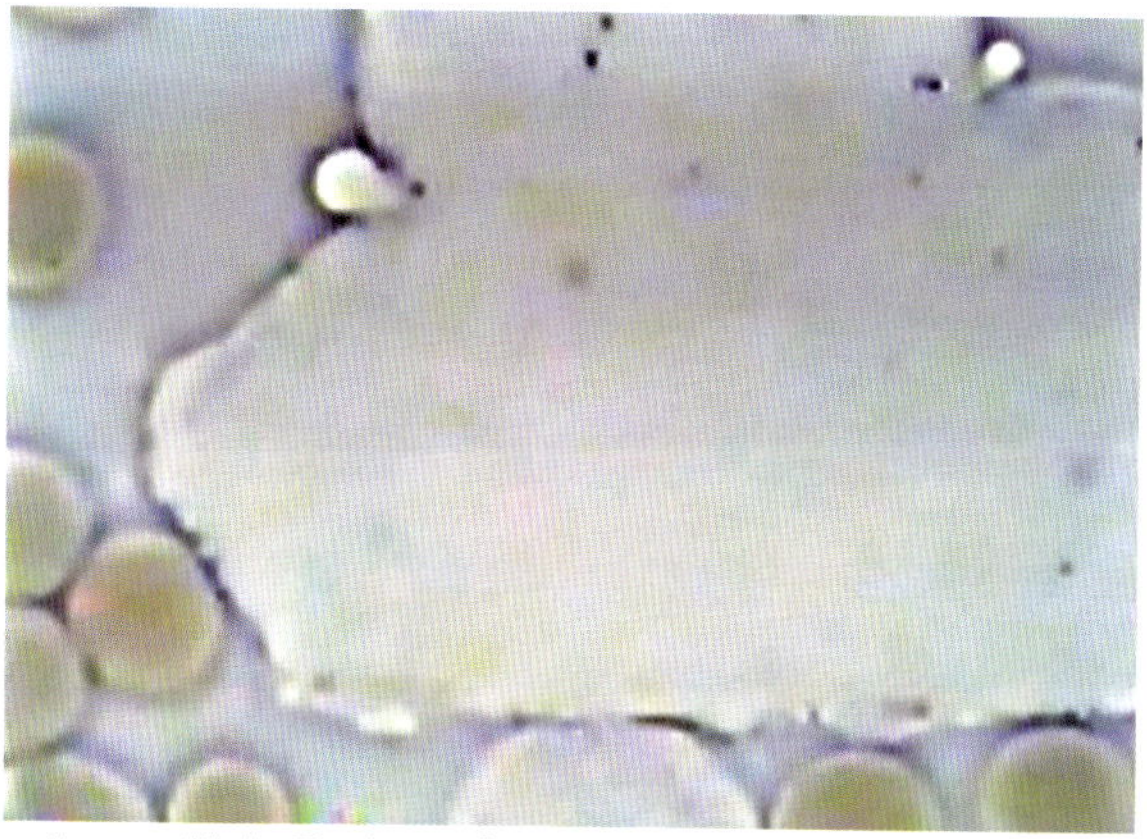

画像６　糖と脂肪のプラーク

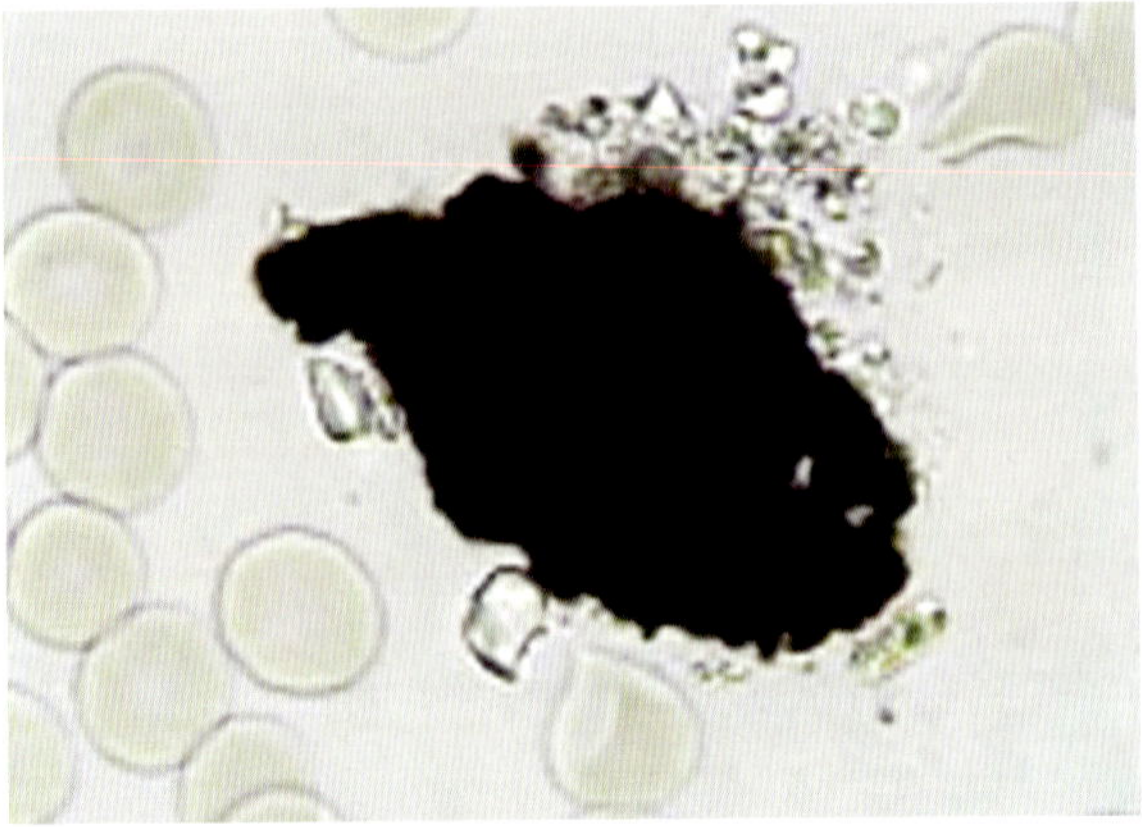

画像７　糖と脂肪のプラークに
副流煙のタールが付着

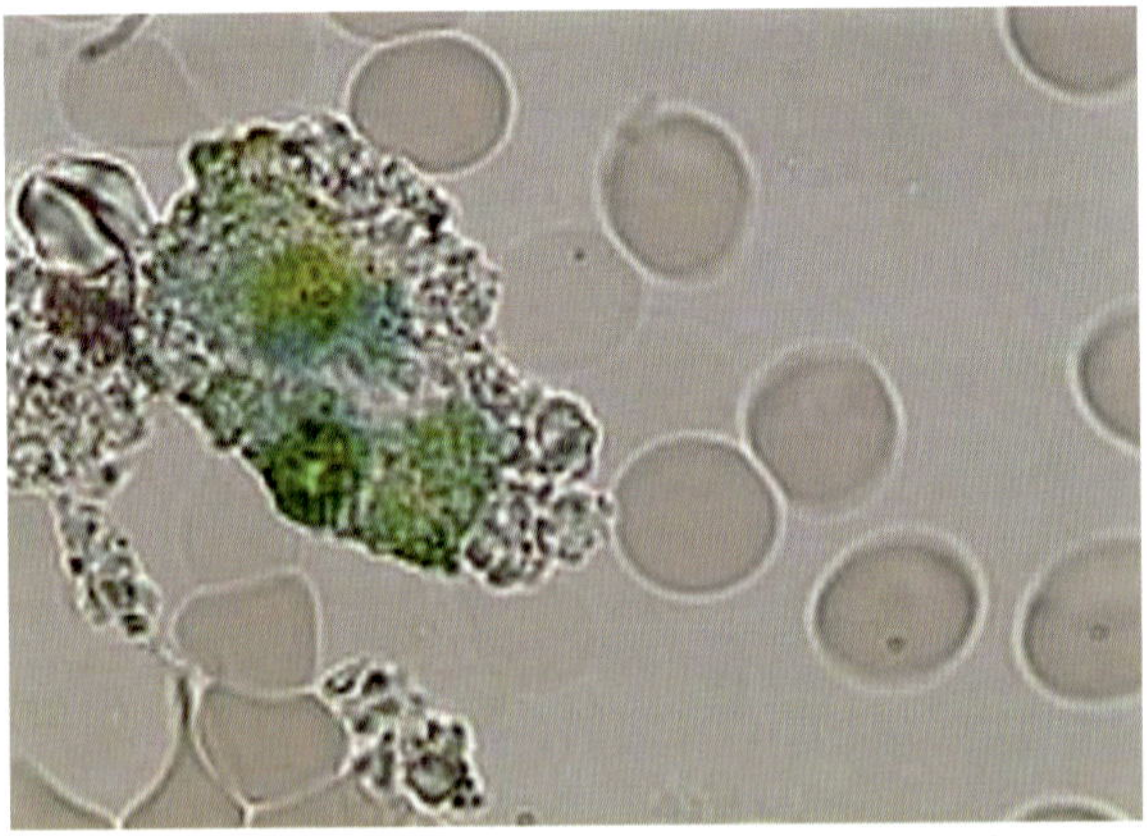

画像８　糖と脂肪のプラークに着色料が付着

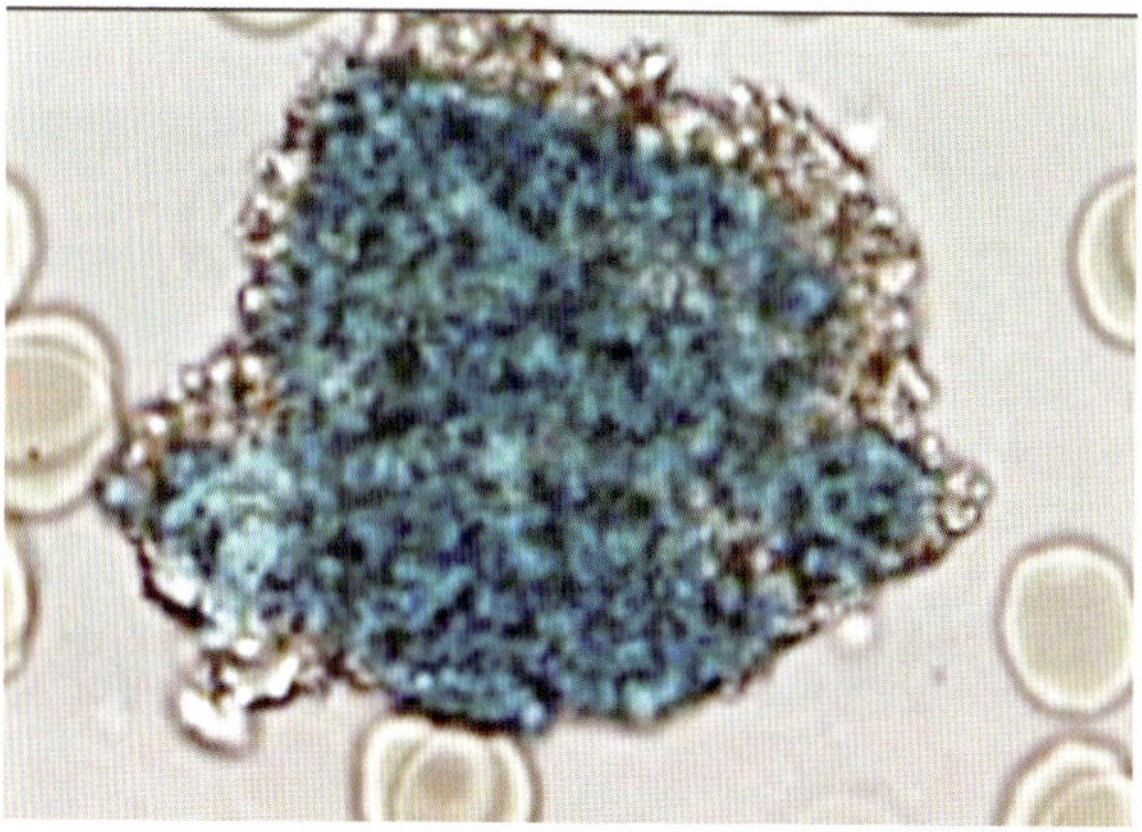

画像９　糖と脂肪のプラークに防腐剤が付着

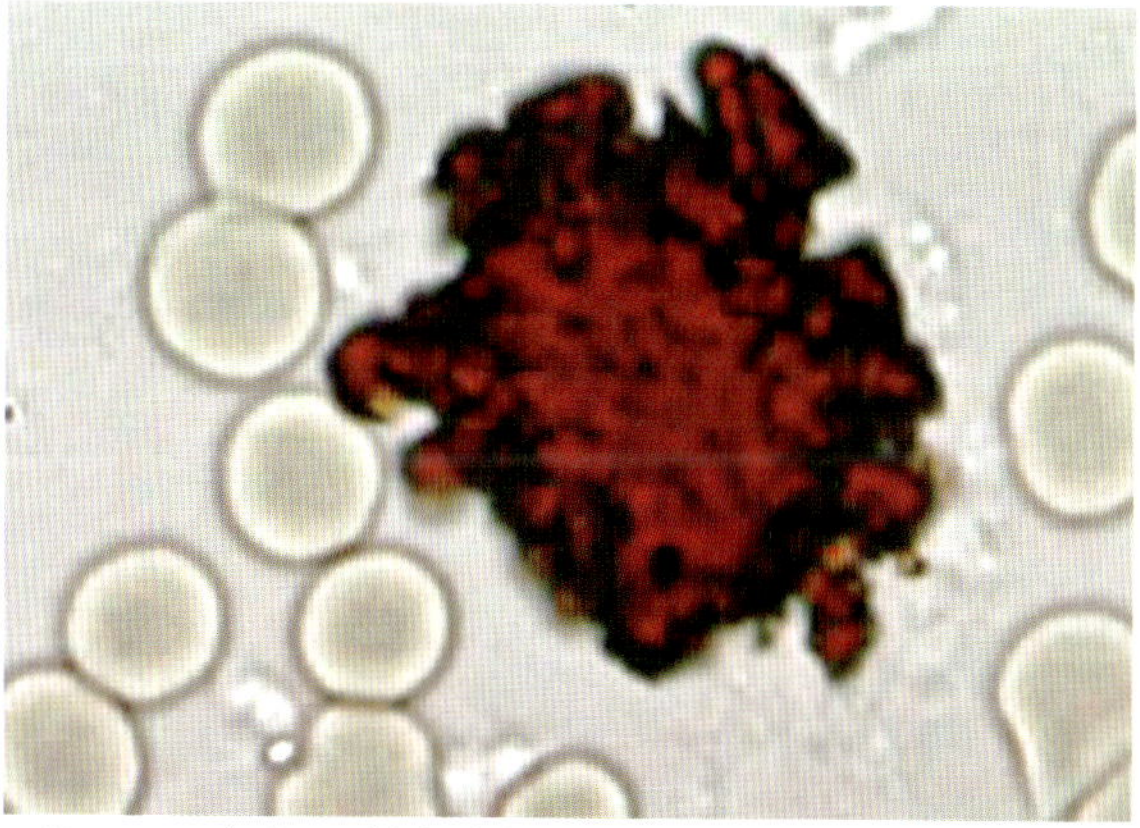

画像 10　赤色系着色料　福神漬け

体内で分解されにくく細胞に付着しやすい。細胞分裂の時にＤＮＡの複製ミスにつながりやすい。注意欠陥障害（ＡＤＨＤ）などの行動障害、発がんなど

提供：分子栄養学　緒方智弘

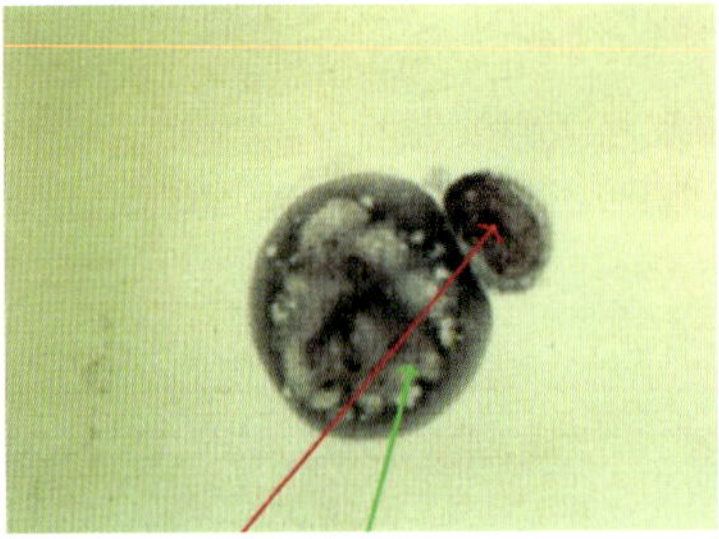

ＮＫ細胞（リンパ球）が癌細胞に結合したところ

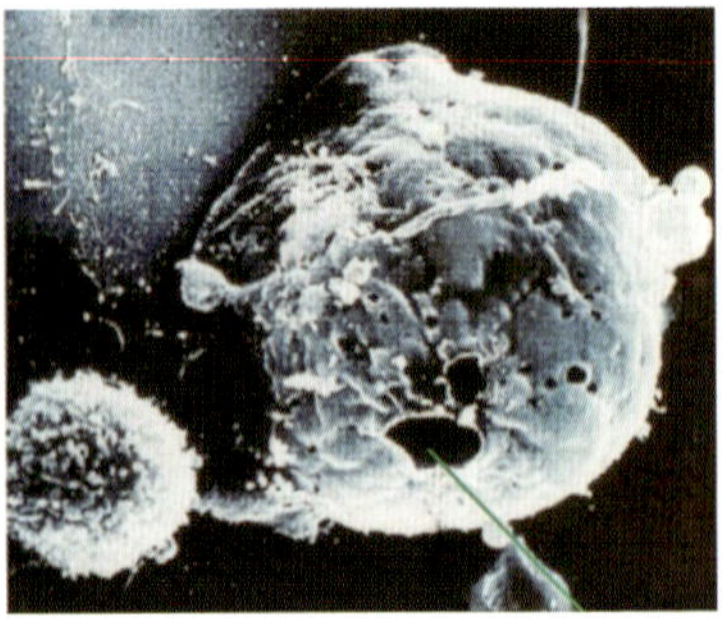

ＮＫ細胞（リンパ球）の死のキス跡
５分以内に死滅させる

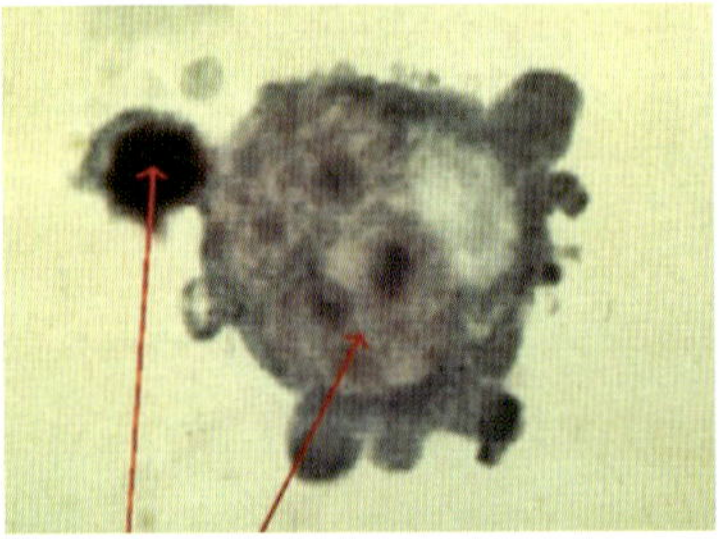

ＮＫ細胞（リンパ球）癌細胞に食いつき顆粒（グラニュール）を打ち込む

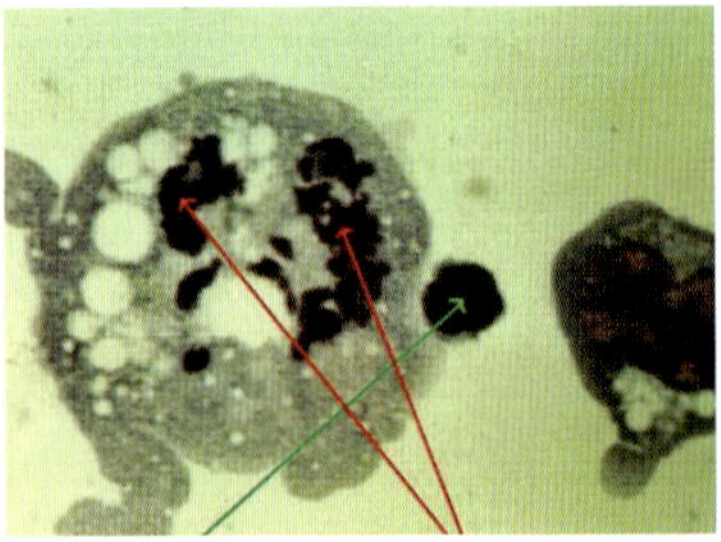

ＮＫ細胞（リンパ球）が癌細胞のＤＮＡを切断破壊

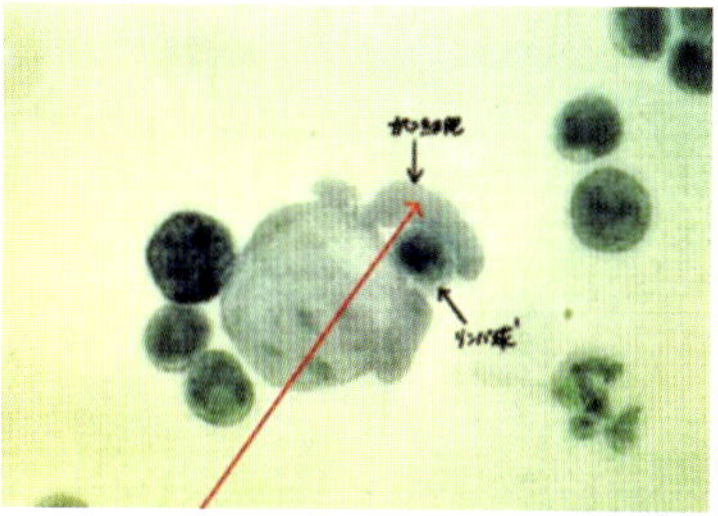

癌細胞の手にリンパ球が捕まれた

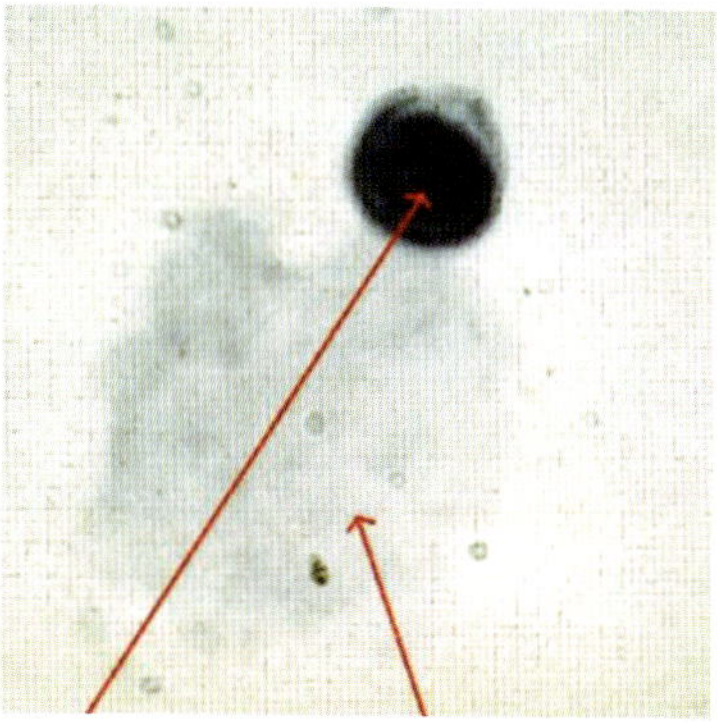

ＮＫ細胞（リンパ球）が癌細胞を殺消滅させた瞬間

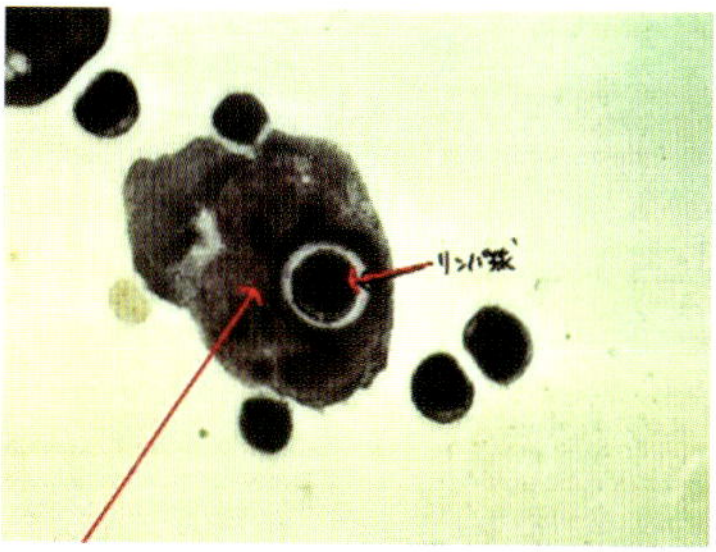

癌細胞がリンパ球を完全に取り囲み貪食している

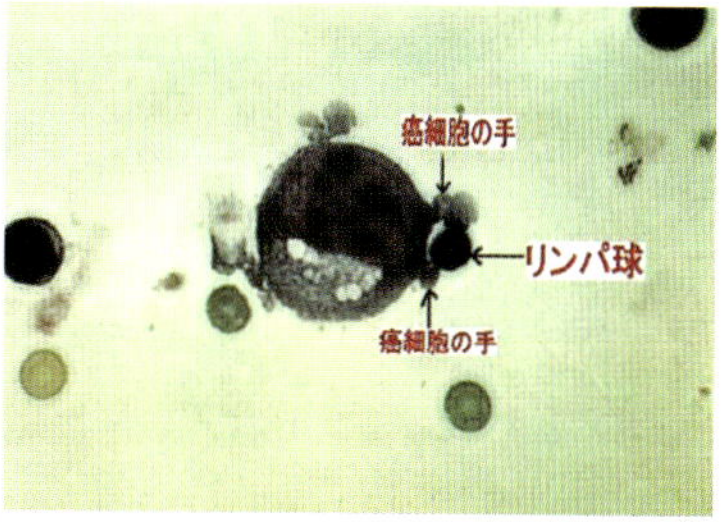

癌細胞の手にリンパ球が捕まれた

提供　免疫研究会事務局
ロサンゼルス・UCLA/DREW 医科大学
マンドー・ゴナム免疫学教授

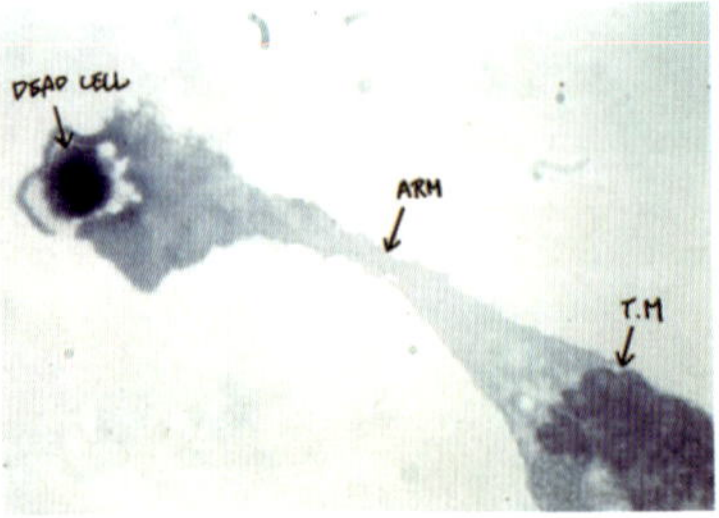

離れていても手は届きます
癌細胞が死んだ細胞に手を伸ばしている

提供：免疫研究会事務局

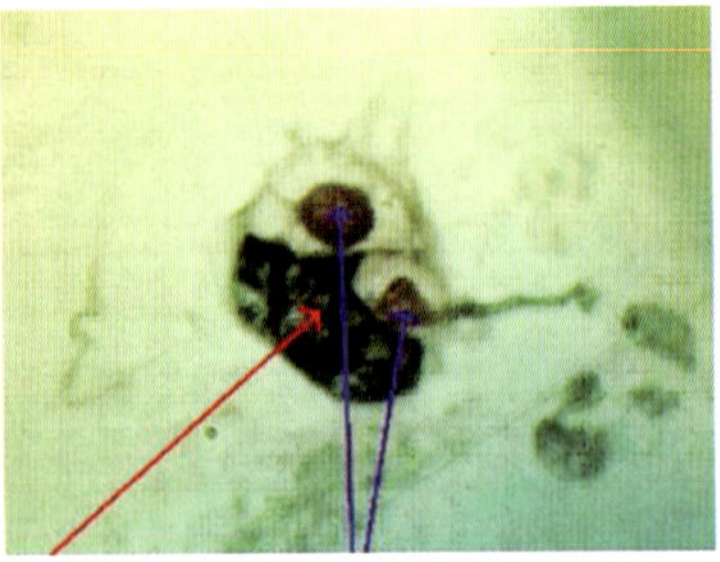

癌細胞によって２個の赤血球が貪食されている

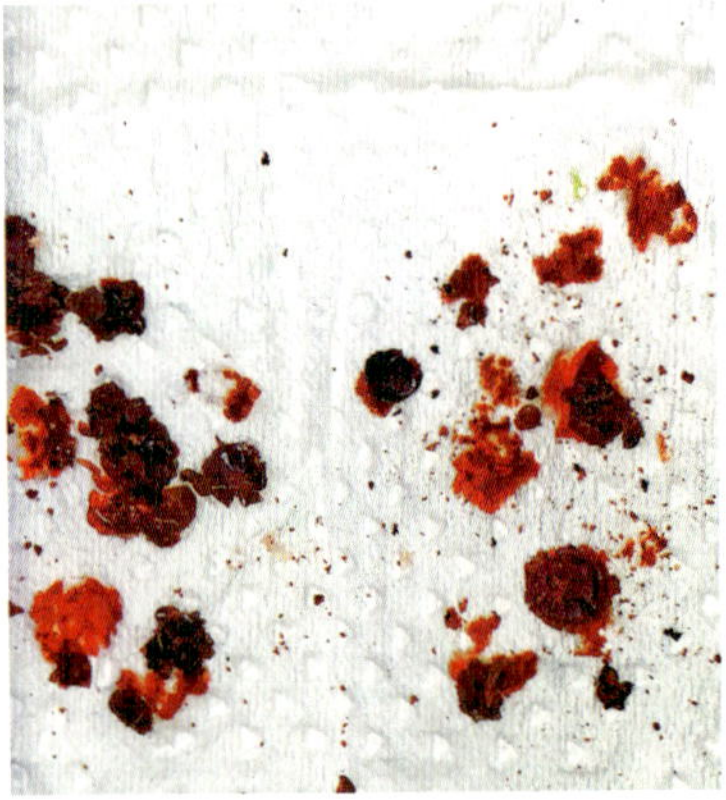

写真Ｂ
月桂樹に寄生したカイガラムシ

コチニール色素原料となるカイガラムシ。押しつぶすと赤い色素が採取できる

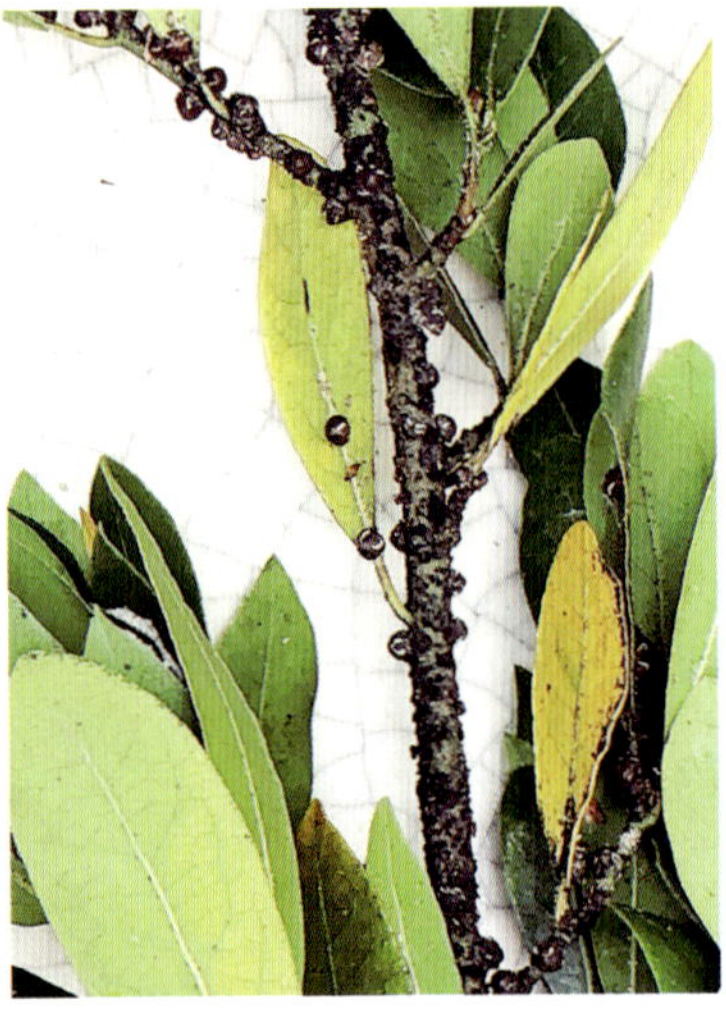

写真Ａ
月桂樹に寄生したカイガラムシ
筆者自宅庭にて撮影

プロローグ —— 無知の罪を知る

私は講演会やセミナーなどで、最初にお伝えさせていただくテーマがあります。私が生まれた昭和の古き良き時代、子供は社会の宝でした。他人の子であっても、近所の人もご縁のある方も、我が子のようにかわいがり間違ったことをすれば叱ってくれました。私の両親は背中で導くタイプで手取り足取りの教えは少なく、子供ながらに世の中の人に導かれていると感じていました。教えて頂いた中で子供の私に最も印象に残ったことがあります。それがある人が話してくれた『お釈迦さまと弟子との問答』でした。

２５００年前のある日、お釈迦様は弟子の一人から、『お釈迦様、知って犯した罪と知らずに犯した罪はどちらが重いのでしょうか』と教えを請われました。子供の私でも凄い切り口の質問だなと思ったことを覚えています。

会場で「では皆さん、お釈迦様は、知らないで犯す罪と、知って犯す罪は、どちらが重いとお答えになったと思われますか？」と、問いかけます。会場の皆さんはこの質問に一瞬、首をひねって考えこんでから、「やっぱり知っていて犯す罪のほうが重いのでは」と答える人が大半です。知っていて犯す行為は明らかな悪意があり、知らないで間違を犯すのは仕方がないと思うからでしょうか。

「ごめんなさい、知りませんでした」

たしかに、知らずに過《あやま》ちを犯しても、そう言って謝れば済むことも多いかもしれません。些細な過ちならたいていのことが許されます。しかし、「知らなかったよ、勘弁してよ」と言い訳しても過ちによっては人の生死に繋がる取り返しのつかないこともあります。

そんな人に対してもお釈迦様は慈悲の心でお許しになるにちがいない、と私達は考えがちです。しかし実はそうではなく、「無知であること」が何より問題であり「無知の罪のほうが重い」とお釈迦様はお教えになりました。

弟子は何故……と思いました。お釈迦様は「知らずに犯す無知の罪には『際限がない』のだよ」と諭されました。

無知は自覚がないため取り返しのつかない重い罪を犯す可能性があるのです。日常の言葉にも人を生かす力も殺す力もあります。引き起こす結果が予測できれば、決して発しない不用意な言葉が人を深く傷つけることもあります。心を病み死に追い込むこともあります。無知の罪には際限がないのです。

私達が毎日頂いている食べ物は少し前までは呼吸していた生き物です。食べ物とよばれる生き物の命は尊ばれなければなりません。命の尊厳に対する「無知」は無慈悲に通じます。『食い散らかし・食い残し』は思い遣りがあれば出来ることではありません。食い残した魚はまな板で飛び跳ね、魚頭を落とされるまでは生き物でした。青い海洋を野生の生命力で元気よく泳いでいたのです。野菜は切り刻まれるまでは太陽に向かって一生懸命光合成に励んで、次の世代を残そうとしていた生き物です。冷蔵庫の野菜室で保存されていた時でも野菜の生長点は一生懸命、上へ上へと伸びようとしていました。決して命の無い物体ではありません。

食品添加物・保存料だらけの食品を毎日平気で食べている、そのこと一つにしても、やがてもたらされる結果を知らない無知の罪にあたります。私たちが食べたものが変化してあなたの身体も心も、私の心も身体も出来ています。次世代につながる精子や卵母細胞もあなたが食べたものが変化したものです。他人が食べたものではありません。だから子や孫もあなたがこの位なら大丈夫だろうと口に入れた食べ物でつくられています。「夕飯に食べた食品添加物がやがて体をむしばむ遅効性の毒だった」と知らなかったでは済まされません。コンビニのおにぎりには表示義務のないキャリーオーバーのものも含めておよそ30種類の食品添加物が使われています。

「食品添加物が身体に良くないのはわかっている。知らないわけじゃない。でも、美味しいし手軽だし、これで死ぬわけじゃないし」と、ほとんどの人がそう答えます。若くて弾けるように健康なうちはそれでよいかもしれませんが、その反動はかならず来て後悔するでしょう。なぜ日本にアレルギーが多く、なぜ癌が多く、寝たきりが多いのでしょうか……。なぜ二人に一人が癌に罹るのでしょうか……なぜ三人に一人は癌で亡くなるのでしょうか……なぜアメリカや先進国で癌が減り続け日本では増え続けるのでしょうか。なぜ癌死者数が10万人当たりアメリカの1・6倍もあるのでしょうか。私たちは食べたものが自分の心や身体に変わる自然の摂理を素直に認める時が来ています。日本は食品添加物、遺伝子組み換え食品、農薬の人体実験国になっています。とても身体をつくる食べ物とは言えません。無知では済まされない時が来ています。

今、日本の小学生、中学生、子供たちの約3割に何らかの味覚障害があるとの調査結果が発表されています（東京医科歯科大学）。熊本大学の報告では熊大の学生で甘みをきちんと認識できる学生は三分の一しかいなかったそうです。甘味を認識できない三分の二の学生は二型糖尿病に罹りやすい甘みに鈍感な味覚に陥っているということです。今、私たちは人類の歴史の中で初めて経験する甘味に遭遇しています。人工甘味料と呼ばれるものです。私たちの生体恒常性は人工甘味料に対応できません。粗糖や甘草、そして羅漢果、蜂蜜などの無数の成分を含んだ甘味ではありません。化学的に合成された「化学合成物質」です。農薬・殺虫剤の開発中に偶然発見された人工甘味料もあります。スクラロースといい代表的な人工甘味料です。ダイオキシンと同列の塩素化合物です。

魔法の味付けである食品添加物や人工甘味料が多い食べ物を食べ続けると味覚の根本が狂ってしまいます。母親になれば、本人が意識する、しないと関わりなく、乳幼児にその味の好みは伝わり、その子が大きくなっても母親の嗜好を受け継いでいきます。おふくろの味が添加物の味では悲しくなってきます。胎盤や卵膜も子宮も袋状です。だからお袋様なのです。胎児のときに母親・お袋様が食べたものを味わっています。胎児にも味を感じる味蕾細胞は備わっています。胎児のときの記憶もあります。胎児の喜怒哀楽と思える表情。美味しい、おいしいと羊水を飲んでいるかもしれません。実際に羊水にサッカリンを注入すると甘くておいしいので飲む量が増えるそうです。

知識はかならずしも幸せをもたらすものではないにしても、無知はブーメランのようにその本人に返ってくるだけでなく、愛する家族にも影響を及ぼします。

味覚は腐ったものの有害なものを見分けるセンサーで、人類が猿人まで遡ると７００万年かけて獲得した能力です。味覚が不完全だと毒を含むもの、腐敗したものを見分けることが出来ず、毒や腐敗物を食べて人類はとうに絶滅していたでしょう。それほど大切な味覚が狂うとどうなるかについては本文で詳しく述べていきますが、さまざまな病状や不幸を引き起こす大きな要因になっていきます。

当たり前のことですが、私たちの身体も心も口に入れた食べ物でつくられ、生かされています。

食べ物の嗜好で温和で寛容な自分にもなり、狭量で切れやすい自分にもなります。実は犯罪にも食べ物や喫煙が影響しています。吸った煙草の煙も胎児に影響が現れます。辛い話ですが妊婦が一日20本以上の喫煙をすると成長した子供が暴力犯罪に至る率が2倍、常習犯罪者に至る率が1・8倍になるとの報告もあります。

ヨーロッパは18世紀以降大国同士の争いで戦場となり一億人以上の命が奪われた忌まわしい歴史があります。戦争に勝つには強い兵隊が必要です。野菜や穀物ばかり食べさせた草食系の穏やかな兵隊では敵に銃を向けることなどできません。ましてや殺害することなどできません。プロボクサーでもスパーリングの相手と親しくなると殴り合うことが出来なくなります。当時のドイツの高名な栄養学者フォイトの栄養学によると、体を大きくする・凶暴性・瞬発性を併せ持つ優秀な兵士をつくるためには肉を通常の2・5倍以上食べさせる必要があったそうです。フォイトの栄養学は凶暴な兵隊を作るために国家的なキャンペーンによって『健康のためには肉を食べよう』と栄養学の啓蒙という尤もらしい形で普及されたのです。日本でも「肉を食べないことは国家的損失である」と福沢諭吉が啓蒙して牛鍋屋が広がりました。今でいうすき焼きです。「学問のすゝめ」だけではなかったのですね。恣意に歪められた食事法は強い兵隊も攻撃的な性格もつくります。文明開化の黎明期、彼は強い日本を作る使命に燃えていたのかもしれませんが、もしかして福沢諭吉も無知の罪を犯したのかもしれません。

食べ物に対しての無頓着さ偏向は、やがて自分自身の健康にも悪害を及ぼすだけでなく、大切な家族の健康まで蝕む結果をまねくことになります。

健康維持には人一倍関心をもち、「健康のためなら死んでもいい」と、恐怖心から手のひら一杯の薬を飲む人もいらっしゃいます。美と健康をうたいあげるさまざまなサプリメントを無暗に摂って体調を壊す人も多くいます。それもまた精製された純粋成分の毒性に対して無防備な無知の罪です。天然成分であっても単一成分に精製された時点で免疫にとって、自然界にありえない純粋な成分となり異物になります。攻撃の対象となるわけです。攻撃とは炎症を起こすことです。薬には一種類で４％の副作用があり、３種類で25％、４種類で50％の副作用があります。

また、食べ物に関する知識も豊富な人は少なくありませんが、それに捉われてしまっている人も見かけます。そういう方に私は、『食べ物に善悪はない』のでこの食べ物は悪い、食べたらいけないなどの『思い込みやこだわりを捨てる』ことをお伝えしています。私自身にもかつては、似たような思い込み・こだわりがあったからです。食べ物に善悪はありません、過食が健康を害するのです。ましてや添加物は化学的に作られており食べ物ではありません。本来口に入れていいものではありません。

この本は私が長年、「千年をイメージした古代食」を開発してきた中で、複雑な生命体としての食べ物から教えられたことと、一物全体の生命によって生かされている人間の身体と心の神秘に感動したことなどを中心にまとめたものです。必要に応じて最新科学の知見などもできるだけわかりやすく紹介していますが、本書で私が何よりもお伝えしたいことは、「楽しい食生活で、愉しい生き方を」「正しい食生活よりも愉しい食生活」ということです。そのためにも、「無知なる罪」に後悔しないように――。無知の罪には際限がありません。

――私たちの心も体も食べたもので作られる
味覚と発達障害

血液はあなたが食べたものや飲んだもの、吸った空気で作られます。母乳はお母さんが食べたもの飲んだものが変化して赤い血液になり、赤ちゃんに乳首を吸われるとプロラクチンというホルモンが分泌され赤い血液が乳腺に集まり、二時間半から三時間かけて酵素の力でヘモグロビンが抜けて白い母乳になります。つまり母乳は白い血液です。

授乳のときに赤ちゃんがイヤイヤをするように乳首から顔を背けるときがあります。本能ってすごいんです。赤ちゃんは身を守るために味覚が大人の1・3倍敏感になっています。母乳が不味いと、キケン、吸ってはいけないと敏感にわかるのです。不味い母乳は赤ちゃんの味覚によって体に悪いものとして拒絶されます。

「お母さん昨日何を食べたの、今日のお乳は不味いよ」と。味覚による拒絶は防衛反応です。哺乳類の赤ちゃんはとんでもなく可愛いですよね、可愛らしすぎて外敵も攻撃できません。赤ちゃんは味覚と可愛らしさで非力な自分を守っているのです。

食べ物はまるでiPS細胞です

受精卵は全能性を持っています。将来は大音楽家になるかもしれない胎児の個性豊かな『脳』もDNAもお母さんが食べたもので作られます。胎児が女の児であれば、胎生16〜20週頃にまだ未熟な卵巣に発生する『卵母細胞』も、お母さんの食べたものが変化したものです。その数は600万個〜700万個作られ、僅か400個が排卵されます。お母さんが食べたもので卵母細胞は作られますから、今日あなたが食べた物はあなたの子だけでなく孫にも変化するのです。まるで食べものはiPS細胞です。なんにでも変わることができるのです。そうなんです、一個の受精卵から発生した子の、孫の万能幹細胞はあなたの食べたものが変化したものです。食に対する無知は世代を超えて際限のない不幸につながります。でも生命の力は捨てたものではありません。まだ間に合います。食べ物を選び味覚を取り戻し、あなたの身体が必要とする食べ物を美味しく感じられたらセンサーは復活しています。味蕾細胞は十日でよみがえるからです。

食べ物を薬にしたら薬依存から抜け出すことができます。私たちは食品添加物で味覚が狂い自分の身体に合わないものでも美味しく感じています。本来の味覚は身体に合わない食べ物は不味いと感じて口に入れず、毒を含むものは苦いと感じて吐き出し身を守ってくれます。

『食べ物で治せない病気は医者でも治せない』（ヒポクラテスの言葉・紀元前４００年）

食品添加物は脳の報酬系をだます化学物質です。体に必要な栄養を含む食べ物は味覚によって美味しいと感じ報酬系が喜びます。食品添加物はその大切な栄養が含まれていなくても美味しいと感じさせる化学物質です。栄養の実態が無いから『脳はおかしいな?美味しいから栄養があるはずなのにちっとも入ってこない』と危機感から、『もっと食べよ、もっと食べよ』と指令を出します。すると過食による未消化物の腐敗したものや食品添加物で血液は汚れます。胎児は自分の身体を作るのにお母さんの血液を使います。よってあなたの味覚が食品添加物で狂ったら、胎盤と臍の緒でつながる胎児は、ひとたまりもありません。胎児の脳もあなたが食べた物で作られているのを思い出してください。発達障害は脳の栄養失調でもあり炎症物質による神経細胞の損傷ともいえます。脳細胞は猛烈な勢いで増えていますから食べ物を変えれば元気な神経細胞が増えて改善できます。自然な食べ物で味覚が戻れば、今、食べてはいけないものが、味覚によって不味く感じ、今、必要な食べ物は美味しいから摂りたくなってきます。味覚が戻れば血液は浄化されるので胎児の脳も正常に発達することができます。

自分を責めない

ここまで申し上げると食べ物に無頓着であったお母さんは自分を責めてしまいます。でも発達障害は生まれ落ちてからでも食べ物、つまり栄養で嘘の様に改善することが分かってきました。今まで脳細胞は再生しないと考えられていましたが、現代医学では脳神経細胞は死ぬまで再生することが分かってきました。障害を受けた脳の神経細胞は形を変えて快復することが分かってきたのです。

もうお分かりになったと思います。あなたとお子様の味覚が食べてはいけないもの、食べないといけないものを判断できるように戻れば炎症を引き起こす添加物で作った味を受け付けなくなってきます。脳再生に必要な食べ物を美味しいと感じるようになってくるのです。味覚を司る味蕾細胞は生存に関わる部位ですので再生が早く10日で新しく生まれ変わってきます。「だし&栄養スープ」を一生懸命摂ると、新米の味蕾細胞が自然の味を学習します。『体に必要なもの』『求めるもの』のを美味しいと、リセットした味覚で分かるようになるのです。障害を受けた神経細胞は他の部位が補ってくれるようになってきます。食を見直す強い覚悟があれば発達障害は薬に頼らず改善する例が枚挙にいとまがないのです。悲しくなるほど手のかかる辛い子育てからの解放は味覚再生にかかっています。

或る本との出会い

『発達障害に薬はいらない』子供の脳と体を守る食事

葉子クリニック院長　医学博士内山葉子

「子どもの心と健康を守る会」代表　国光美佳　共著

この本との出会いは私に残された寿命という時間の使い道を教えてくれました。講演会やセミナーで繰り返しくりかえしお伝えしたいテーマと出会ったのです。皆様にも是非お勧めしたい書籍になります。

もう何年前になりますか、何かと啓発して下さる分子栄養学などにも造詣が深い矯正歯科医の土田玲子先生と電話での会話中に『内山葉子先生』をご存じですかと尋ねられました。浅学な私は内山先生の著書は知りませんでしたので早速取り寄せて読ませ頂きました。それまでも煮干しや昆布で作った天然出汁や弊舎の「だし&栄養スープ」で発達障害が改善するケースは実感していましたが、この本でそのメカニズムが分かってきました。胎児のときの脳の基本の形成時期に右脳、左脳、脳梁に添加物などの炎症物質がもたらす特有の障害があることを学んだのです。しかも取り組みは早いうちの方が効果もあがるのですが大人になってても何歳になってからでも改善できるのです。これは大きな希望に繋がります。

希望は栄養に勝る栄養です

ＡＤＨＤ・自閉症等つまり発達障害は胎児の脳の基本ができる時期に決まります。この時期は母体から胎盤、臍の緒を通じ栄養や酸素を供給された幹細胞が猛烈な勢いで脳細胞に変化していきます。その脳の基本が形成される最もデリケートな時期に食品添加物などの炎症物質にさらされ障害を受けていい筈がありません。栄養不足や代謝がうまくいかないとき、放射線や薬剤を摂ったときにも先天異常につながります。それが栄養で改善できるのです。この情報は希望です。希望は栄養に勝る栄養です。

私は、「だし＆栄養スープ」をスープとしても、調味料、お出汁としても惜しまずに摂り味覚が正されれば添加物で作った味を体が受け付けなくなり、ごく自然に体が治る力を取り戻すことも実感しておりました。私に出来ることは皆さんに人類が７００万年かけて味覚を獲得した本当の意味をお伝えすることです。実は動物も昆虫も植物も味覚で生かされています。味覚は生存のためのセンサーなのです。植物は甘い蜜を作り昆虫を呼び寄せ、狭い空間での採蜜作業で、もぞもぞと花粉を散らすことで受粉を手伝ってもらっているのです。昆虫はエネルギー源の糖質を得、持ちつ持たれつで草木も受粉してもらい子孫を残してこれたのです。

胎児の脳の基本は受精後猛烈な勢いで分裂し胎生25週〜26週で基本構造が整います。この時期に母体に起きた炎症、代謝の不調、栄養不足などが右脳、左脳、そして右脳と左脳をつなぐ神経の束である脳梁に影響を与えるとそれぞれの部位で発達障害の現れ方が変わってきます。興味のある方は是非、内山葉子先生の『発達障害に薬はいらない』を手に取ってみてください。発達障害は食べ物で嘘のように改善します。

前述しましたが、紀元前の医聖といわれるヒポクラテスの言葉に「食べ物で治せない病気は医者でも治せない」という箴言があります。紀元前には食品添加物も化学物質もありませんでした。きっと食べ物には氣が満ちていたでしょう。然し化学万能の現代では栄養以前のエネルギーに満ちた食べ物を見分けるのも味覚や五感の力を研ぎ澄ませていないと食品添加物や化学肥料、農薬にだまされてしまいます。毎年自然農法で無農薬無肥料の小ぶりなのに、ずっしりと重い林檎を頂戴しますが、皮ごと齧って口の中に飛び散る果汁の瑞々しい栄養以前の生命力には驚かされます。アダムとイブが齧った野生のリンゴはその生命力で私たちを善悪を知る者にしてくださいました。食べ物を選ぶときに栄養以前の生命力を思い出してくださいませんか。旬から外れた野菜は生命力に劣ります。結果として栄養価も低くなっています。旬の野菜は大地と太陽の力で瑞々しい生命力を蓄えています。結果として栄養価も高くなっています。家庭の「食医」はお母さんです。まだ間に合います。栄養以前の生命力を食べて健康になってください。

（味覚に関しましては第４章で詳しく述べさせてもらいます）

もくじ

第3章 楽しい食生活――愉しい生き方

第4章　生命のセンサー・味覚のちから……117

第7章　言霊の力と瞑想 ……229

エピローグ　旅の続きは　創作の続き

第1章

食べ物という生命体に支えられた命

新たな細胞に生まれ変わる食べ物

私たちは同じ地球に生きている生き物の命を奪うことで生かされています。命を奪う以上、成仏できるような食べ方をしないとあまりに申し訳ありません。食い散らかしては強い立場をかさに着た動植物の殺戮と変わりません。食事を頂くということは食べ物として頂いた命をきっちり消化吸収し代謝して、我が身に同化して私たちの新たな細胞として生まれ変わって頂くことです。

「いただきます」

「ごちそうさまでした」

この感謝の言葉は、料理をつくってくれた人、農家や畜産、漁師の方々に対してだけでなく、食べ物の命の尊厳に対しての敬いの言葉です。

世界のどの宗教でも、食前に感謝の言葉を唱えます。たとえば仏教の禅宗（曹洞宗）の道場では、食事を摂る前に「五観の偈（ごかんのげ）」が唱和されます（どの宗派でも似たような言葉を唱えます）。

すこし固い文章ですので現代語訳を読んでみてください。

一、功の多少を計り、彼の来処《らいしょ》を量《はか》る。
（食べ物をつくった人たちの労を想い、それらすべての人に感謝をささげる）
二、己が徳行の全欠を付《はか》って、供に応ず。
（食べ物という生命をいただくに値するように生き方を常に反省せよ）
三、心を防ぎ、過《とが》を離るることは、貪等《とんとう》を宗《しゅう》とす。
（好き嫌いをせず、食べ過ぎることもせず）
四、正に良薬を事とするは、形枯《ぎょうこ》を療《りょう》ぜんがためなり。
（食事こそ体にとって良薬であり、心身の健康の維持のためにある）
五、成道《じょうどう》のための故に、今この食《じき》を受く。
（食事をいただいたこの力を、人のため世のために使う）

食べられた生命体は私たちの体の中で新しい細胞に生まれ変わります。自分の命が尽きるまで他の生命体の命を奪い続けるのですから、奪った命と共に寿命を全うせねばなりません。

このことは、どんな宗教を信じるか信じないかではなく、一人の人間としてあるべきモラルだと思いますし、家庭や学校教育においても基本の教えではないでしょうか。

すべてに感謝・供養する民族性

物理学に「エネルギー保存の法則」があります。水が蒸発し雲となるように形を変えながらもエネルギーの総量は変わらないというものです。

食べられたものも形を変えながら生き続けています。屠殺された家畜の魂だけが消滅することはありません。魂も何か別の形に変わっているのです。もしかしたら目に見えないエネルギー体かもしれません。家畜の肉や魚が人の体に同化され細胞の一つとなり食べられた命は私たちの中で生き続けています。だから食べ物に善悪をつけるのは不自然なのです。

人は食べ物の好みで性格も変化します。キレ易く凶暴にもなり、優しく寛容にもなります。心も食べ物が変化したものと考えてもいいと思います。

死ぬまでさんざん命を頂くのですから食べ過ぎてお腹の中で腐敗させてはいけないのです。私たちも寿命を全うしなければ食べ物に申し訳ありません。一部の宗教で自殺を罪と考えるのは、奪い続けた生命に報いることができないことは罪に等しいからだと思います。

「僕の命と未来を奪っておいて勝手に死ぬなよ」と怒っていることでしょう。

私たちは母の胎内に宿る前から、精子や卵子の時から父と母が奪い続けた動物や植物の命に生かされています。宗教によって「牛や豚は家畜だから屠殺して食べても罪にならない」という考え方もあります。しかし家畜と野生動物の命のどこに違いがあるのでしょうか。

人は食べないと生きていけない、生命体を殺さざるを得ないから供養するのです。家畜だから屠殺されて当たり前ではあまりに無慈悲ではないでしょうか。

穀物も野菜も春に種を撒くと秋には次世代の種を生みだします。子を産むことに動物と人も野菜も、穀物も変わりはありません。日本人の感覚では鯨も供養しますし、魚供養、野菜供養、大根供養というものもあります。

生き物ではないけども人形や縫い針も供養します。針は体温を維持する衣類を縫うものであるし、人形は心を癒してくれるだけでなく、雛祭りの原型が流し雛であったように、児の災厄を引き受ける身代わりとなってくれていたのです。日本人には人の形をしているから用済みで捨てるようなことはできないのです。

衣食住という言葉がありますが衣服も食べ物も住居も体温を維持するために欠かせないものです。体温が一度下がるごとに死に近づくのですから。衣類を縫い上げる針に感謝する日本人の感性は世界に誇れる民族性だと思います。

命をまるごと活かす

日本人は鯨を捕獲したら肉も皮も油も骨もすべて生かしきります。傷みやすい部位は地元で消費され、小腸は腸詰めになりました。冷蔵庫のない時代、鯨の肉は塩蔵すると魚よりも保存性が良く美味しくて貴重で高価なものとして流通しました。

鯨皮には分厚く油の層があり、灯りとなる鯨油や現代の接着剤に代わる膠《にかわ》として使われました。鯨の髭の千筋《せんすじ》といわれる筋は弓の種類の一つである半弓（短弓）の弦や釣り竿の先、からくり人形のゼンマイや裃の型持に使われました。血液は薬の原料となっています。歯は装飾品です。

鯨油は灯りだけでなく、1670年頃の寛文の時代には稲穂を食い尽くし「イネ黒スジ萎縮病」のウイルスを媒介するセミに似た体長5ミリほどのウンカという害虫の防除に使われました。鯨油駆除法として水田に撒かれていたのです。水田に油膜を張り稲穂についた虫を竹竿で叩き落として窒息させ駆除しました。自然な鯨油は現代の化学的な農薬の代わりにもなっていました。蔵富吉右衛門によって発見された農業技術史上画期的な鯨油駆除方法はなんと化学的な農薬が普及する1950年ごろまで280年以上この方法で駆除されていました。ウンカは数万から百万人規模の餓死者を出した享保の大飢饉の原因のひとつとされています。

またマッコウクジラの長大な腸内の糞の中に蝋状物質が生成され竜涎香《りゅうぜんこう》という動物性の香料と

して使われていました。金と同額で取引され時代により金の八倍もの価値があったそうです。

もっと遡って縄文中期には丸く大きな円盤のような鯨の脊椎骨を現代の轆轤《ろくろ》のように使ってあの神秘的なエネルギーに満ちた縄文式土器を作っていました。日本人は古代から奪った命をまるごと活かし切っていたのです。仏教的な言い方ですが巨大な鯨のどこの部位も捨てず生かし切ることで成仏してもらっていたのです。これを「一物全体」と言いますが、明治期に医師の石塚左玄が広めた「食養」の基本理念となっています。それが桜沢如一のマクロビオテックにつながるわけですが、一物全体についてはまた後に述べさせていただきます。

一方、欧米では鯨油を主にロウソクの原料としていました。鯨髭は傘の骨やコルセットだけでなく、パニエという鳥かごのように膨らんだ貴婦人のスカートを成形することにも使われていました。鯨髭は加熱して形を変えてから冷やすと形状が安定し半月形も円形も作れたからです。現代のプラスティックです。

ところが日本人にはとても信じられないことですが、欧米では鯨はキリスト教でイエスの象徴とみられており（ヨナ1の4章）、鯨肉を食べる行為は人肉を食べるに等しいとして忌み嫌われていました。油を含む皮を剥ぎ取り窯で煮詰め鯨油を採った後は皮も肉も骨も洋上に廃棄されていたのです。イエス・キリストの象徴を捕獲した上に皮を剥いで海に廃棄する行為は、とても理解できません。日本の幕末期の頃まで船団を組み、灯りやスカートのため太平洋から鯨がいなくなるほど捕獲されてはとても成仏できなかったろうと思います。

宗教、歴史文化の違いとはいえ、命を奪う行為にたいして、欧米社会と私たちは明らかに大きな違いがあります。この違いが、現代もさまざまな国際問題を引き起こしていることを思うと、やりきれない気持ちにもなります。

植物には知恵も感情もある

動物だけではありません。植物にも意思や感情があり、人には見えない振動や物質を空中に発しています。

アメリカの情報機関ＣＩＡの技術者であり尋問官でもあったクリーグ・バスター氏は退官後シカゴのポリグラフ研究所所長に就任しました。１９６６年より偶然の発見からヒントを得たバスター氏は植物にウソ発見器を取り付け意思や感情があるのか研究を続けたのです。その結果、植物は人と同じような感情を持つことを突き止めたのです。

例えばＡ氏にサボテンを根っこごと引き抜き地面に捨てさせ別人が再度鉢に植え直します。サボテンは別人により一命をとりとめたわけです。またバスター氏はサボテンが無慈悲にも引き抜いた人物を記憶しているかを調べました。実験では命拾いしたサボテンはＡ氏が近づいただけで恐怖の感情をウソ発見器の針を激しく動かして示したのです。

人や動物に危害を加える行為だけでなく植物に記憶力があるのかを調べる実験もなされました。部屋に二つの植物を並べて置き、学生Ｂに一方の植物を踏みつぶさせました。そして踏みつぶした学生にマスクを付けさせ、他の学生数人に学生Ｂと同じ服を着せ生き残った植物に向かって一人ずつ歩かせました。

危害を加えなかった善良な学生が近づいても何も反応しなかった植物でしたが、無慈悲に植物を踏みつぶしたＢが近づいたとたんにウソ発見器の針は大きく揺れ続け植物は恐怖を表しました。Ｂを記憶していて見分けることができたのです。

また、まな板に載せた野菜にウソ発見器の電極をつなぎ、電気信号を読み取れるようにしました。すると刃物を近づけるだけで人の悲鳴のような電気反応を示しました。私たちは野菜を食べるにしても肉を頂くにしても命を奪っていることを忘れてはいけないのです。

実際、植物は昆虫に食べられそうになると、スズメバチなどを呼び寄せる物質を出して、虫を退治してもらう知恵もあることがわかっています。昆虫はスズメバチの幼虫の餌になるので、植物から助けてくれと呼び寄せられることは共存共栄なのです。

スズメバチの幼虫はたんぱく質を食べて成長します。働き蜂はせっせと昆虫を捕獲すると、たんぱく質の少ない足や翅《はね》を毟りとり、肉の部分を噛み砕いて肉団子をつくり幼虫に与えます。カマキリ、クモ、セミ、チョウなど種類を選びません。一方、ミツバチは成虫の餌になる花蜜だけでなく花粉をだんごにして幼虫の餌とします。植物は白い花や赤い花で自分を飾り、甘い蜜でミツバチを呼び寄せ受粉をしてもらうのです。

このように植物にも明確な意思や知性があります。自然界そのものが一物全体の生命の循環ですから、知性のある野菜や穀物を食べることは動物の命を奪うことと変わりはないのです。それを想えば自然と感謝の思いが湧いてきます。

植物の明確な意思

動物は自由に動き回り危険を回避し餌を求めて移動することも可能ですが、植物は根を張った場所から動くことができません。何らかの意思が働き、種が落された場所で水も養分も調達しなければなりません。太陽光の恩恵を受け光合成を行いながらも相反して降り注ぐ紫外線対策もせねばなりません。

動物に食べ尽くされると子孫が残せませんから葉や種に毒を含ませます。青梅にはアミクダリンという青酸毒があります。果実が未熟なうちは種に次世代を産みだす力が完成していないので動物に食べられてしまうと困るからです。動物は研ぎ澄まされた苦味を感じる味覚で毒を察知してスルーします。その代わり種が成熟すると動物の探しやすい赤や黄色の目立つ色に変わり、青酸毒は消えて甘い果糖を作ります。「さあ、食べてください。根を張り歩けない私の代わりに隣のお山で糞として種を落としてください」と植物は子孫を繁栄させるためあらゆる努力を惜しみません。植物の強い意思無くしては不可能なことです。

本来植物に肥料は必要ありません

植物の根は目の代わりのセンサーを駆使して地中の中から自分に必要な養分のある場所を感知し目的の場所まで懸命に根を伸ばします。作物の品種により亜鉛の多い野菜や鉄の多い野菜があるように、それぞれミネラルバランスが異なるのは植物の個性と意思の違いです。

土は母岩といわれる土の元になる岩石が気の遠くなるような年月をかけて風化と微生物の力で分解されて作られます。

母岩が分解して土となり、土に棲む微生物やミミズが寿命を迎え堆積した動植物の有機物を分解して、含まれていたミネラルや養分を土に放ちます。地中に張った根は目指していたミネラルにたどり着くと、根酸を分泌し溶解してから吸い上げます。根は母親の乳首を求めて顔を振る赤子のようです。養分を得た植物は甘い蜜や樹液を作り、虫を呼び寄せて受粉作業をしてもらいます。秋には瑞々しい果実となり鳥に食べてもらってはるか遠くに種を運んでもらうことで繁殖エリアを広げていきます。植物に強烈な意思、知性がなければ成しえないことです。

世界のどこの土にも植物が必要とする養分・栄養素はすべて存在しているといいます。

本来、植物に肥料は必要ありません。その証拠に、道端の雑草や山野の草木には枯れた姿を見たことはあっても腐っている姿を見かけたことはないと思います。

ところが畑の野菜は、放置されたり、収穫が遅れると腐って異臭を放ちドロドロに溶けてしまいます。発酵していない生の牛糞を与えられた野菜が腐ると牛糞の臭いがします。この違いは肥料を与えられたものは腐りやすく、肥料を与えられない野生の雑草は枯れるということです。

肥料を施肥することは植物の意思に反する

雑草は決して腐ることはありません。本来植物にとって肥料は不要で、多すぎると有害になるのです。食べ過ぎの人とよく似ています。意外かもしれませんが、肥料を施肥することは植物の意思に反するのです。人もむやみに食べると体のなかから腐敗するのと同じです。

20世紀初め、ドイツの化学者F・ハーバーが空気中に無尽蔵に存在する窒素ガスからアンモニアを合成する実験に成功し、やがて高圧化学の技術でアンモニアの大量生産が始まります。その後も、安価な化学肥料ができ、ヨーロッパやアメリカ大陸の農作物の生産量は急速に伸びてゆきました。欧米に見習う日本でも化学肥料が普及していくと、農業生産は飛躍的に増加しました。そして今や、肥料の三要素（窒素、リン酸、カリ）は地球規模でまかれ、食糧増産のおかげで人口爆発し、それに伴い環境破壊・汚染をもたらし地球温暖化となり……。

私たちが毎日口にするほとんどの野菜は、植物の意思に反する肥料の恩恵をこうむって育てられています。なかには無肥料の自然農法野菜もありますが、自然農法、不耕起農法を含む日本の有機農業者は全体の５％程度と言われており、その生産量はわずかです。

ほんとうの有機野菜を望むなら家庭菜園で自ら育てるか、農業者に転身するしかありません。それが出来ない私たちとしては、数少ない有機農家を探して定期購入の会員になるしかありません。私は農業に関して多くのことを語れませんが、食べ物全般について突き詰めていくと、近年は野菜を選ぶこと一つにしても最低限知っておかなくてはいけないことが多すぎます。無知では済まされないこともあります。例えばキャベツの化学合成農薬の総使用回数は24回です。大葉は46回になります。イチゴは60回となります。無知は次世代への罪になります。

世界有数の持久力があった日本人

野の草、山の草は何百年もかけて苦味渋みを程よく取り去り彩り鮮やかな野菜となって食卓に上ってきました。品種改良とは有効成分である苦味渋みを取り去る歴史であり、何らかの効能が薄れた代わりにまろやかな味になって、沢山食べることができるようになりました。お米や麦とともに人々を餓えから救うことになったのです。

山菜のようにアクの強いものもあります。アクは有効成分と同義ですが、その成分が多いものは野菜に向きません。苦くて渋くて沢山食べることができないのです。そのために和食の下ごしらえでは「ゆでこぼし」などの技法が生まれました。

お米もうるち米は味が淡泊ですので漬物だけでもお腹一杯食べることができ日本人のエネルギー源になりました。後述しますが、戦国時代や江戸時代の日本人は欧米人に比べ格段の持久力がありました。当時にオリンピックのマラソン競技があれば日本人は世界最高記録で優勝したのではないかと思われます。粗食と思われる日本食で戦国時代、あの20キロほどもある重い鎧を身に着けて鉄でできた刀を振るい戦ができたのです。

欧米人より脚は短く骨格の上では見劣りしたかもしれませんが肉付きもよく持久力は世界有数でした。車両とてない過酷な行軍も糖質であるお米がエネルギー源でした。実は兵士も、馬にも負けないといわれていた飛脚も明治の人力車夫も、味噌・漬物・分搗米・大麦・粟・じゃが芋（17世紀伝来）・百合根など炭水化物を主にとっていたのです。当時の作物は栄養以前のエネルギーに満ちていました。栄養豊富な表皮も食べる一物全体食で重労働に耐えられるだけの栄養を摂れていたのです。興味のある方は、日本の近代化のために招聘された「エルヴィン・フォン・ベルツ博士の日本の人力車夫のお話」を検索してみてください。当時の最先端栄養学を学んでいたベルツ博士の驚きぶりが伝わってきます。彼は肉食こそがスタミナ源と信じていましたが、覆ってしまいました。人力車夫に肉を食べさせたら、まるで走れなくなってしまったのです。

肉は庶民の口にはなかなか入りにくかったようですが、それでも肉は「薬食い」と言って強壮剤になるので、熊や鹿、イノシシなども好んで食べられていました。狩猟時代の縄文食も木の実や野草類とともに肉や魚類を無駄なく食べる一物全体食だったでしょう。有史以前の人類は骨を割って骨髄も食べていたのです。硬い骨に密封された骨髄は保存食でもありました。

江戸時代の一時期、第五代将軍の綱吉による「生類憐みの令」は犬、猫、鳥、魚類、貝類、虫類までに及びたんぱく質不足の栄養状態が心配されました。しかし生類憐みの令は地方では厳格に守られることはなく長崎などでは豚肉や鶏も食べられていたようです。それも現代の不自然な改良や配合飼料で飼育された豚やブロイラーではありませんでしたから肉には氣が満ちており、まさに薬の効用がありました。

日本の男性の平均身長のデータがあります。江戸時代の平均身長は男157㎝、女145㎝と背丈は伸びませんでしたが、日本の温暖な気候とすぐれた農法により日本の食べ物は米や大豆を始めとして生命力と栄養に満ちていました。ちなみに狩猟でシカ、ナウマンゾウ、ノウサギなどを食べていた旧石器時代の男性の平均身長は165㎝と推定されています。同じように肉を食べていた弥生時代は163㎝。肉食が制限された戦国時代は157㎝、幕末は155㎝。

江戸時代を通じ幕末期が最も身長が低かったことになります。ところが前述しましたが持久力では世界でも稀なほど優れていたと考えられます。肉食の欧米人に比べ母乳の出も溢れるばかりで、出産で母を亡くした赤ちゃんのもらい乳にもゆとりで応じられていたそうです。肉食が増えた明治時代になると158ｃ㎝、大正5年17歳で160㎝、昭和29年17歳163・2㎝、昭和57年17歳170・1㎝。近代になり栄養状況が改善され昭和中期にようやく旧石器時代の身長に戻ったことになります。

欧米人の体を見てもわかるように、肉食が明らかに身長も体格も大きくしているわけです。

遺伝子組み換え食品の行方は？

現代農業の不自然で行き過ぎた種子の改良は考え直す時期に来ています。真実は分かりませんが遺伝子組み換え作物ではフランスのカーン大学の分子生物学教授Gilles-Eric S・ralini（セラリーニ）によって２０１２年に発癌性も証明され、日本以外の国では大論争になりました。

除草剤ラウンドアップに耐性を持つ遺伝子組み換えのトウモロコシを対照群とともにラットに二年間食べさせたところ乳がんや脳下垂体に異常も見られ肝障害も発症し、死亡率も高くなったと発表されたのです。ところが学術誌である「Food and Chemical Toxicology」に記載されたこの論文は取り下げられてしまったのです。

実験動物のラットは２００匹使われていたのですが結果を検証するための対象群もあり２００匹で発癌を証明するには統計上認めにくいと反論が相次いだといいます。真偽のほどは分かりませんがさらなる安全性の試験がなされることを願っています。この発表はあやふやなままに終わりましたが発癌したラットの公表された写真は癌の部分が何個もコブのように膨れ上がり衝撃的なものでした。

世界の目は遺伝子組み換え作物排除に向いています。世界で最も遺伝子組み換え食品を食べている国と言われる日本ではなぜ関心が低いのでしょう。除草剤ラウンドアップを製造販売するモンサント社は、遺伝子組み換え種子を開発する世界的な総本山ともいえるグローバル企業です。除草剤にも強い遺伝子組み換え種子をつくっているわけです。２０１５年には、そのモンサント社が開発する遺伝子組み換え種子に対しての抗議デモが52カ国４００都市で起きています。日本でも300人ほどのデモが東京の銀座で行われましたが、清涼飲料水や発泡酒、第三のビールに遺伝子組み換えの表示義務がないことはあまり知られていないと思います。釈然としませんがこれらの原料として使われている異性化糖は遺伝子組み換えのトウモロコシで作られているものもあるのです。異性化糖は低温で甘味度が増しコストパフォーマンスが良いのでメーカーにとっては打ち出の小槌です。

ではなぜ表示義務がないのでしょうか。これも釈然としませんが製品に組み替えられた遺伝子(たんぱく質)が残っていないから表示する必要がないそうです。

遺伝子組み換え食品は日本人を巻き込んだ壮大な人体実験の真最中です。ですから本当に人類を飢餓から救うのか、絶滅に向かうのかまだまだ結論は出せません。人として数代の時を食べ続けないと安全性の証明はなされません。

生き物の「いのち」を受け継ぐ

今や主食米の代表格であるコシヒカリは農林1号と農林22号を掛け合わせて誕生しました。コシヒカリ系はモチモチとした食感と甘味があります。少量食べるには美味しくはありますが、甘味があるために主食として沢山食べることができなくなりました。子供たちの『御代わり』の声が聞けなくなり、わが国では炭水化物のエネルギーが不足した分の補填にわが国ではジャンクフードなどの菓子類の消費金額が主食のお米の3倍を超す事態になってきました。

主食は生命活動のエネルギー源ですので量を食べる必要があります。主食には味があっても強い抗酸化成分があってもいけないのです。握り寿司を甘いコシヒカリで握ると、すしネタの味が分かりにくくなります。そのため高級寿司であるほど甘味の少ないササニシキに代表される高アミロース米で握られています。

コシヒカリはうるち米の特徴であるさっぱりとした食感をもたらすアミロースという澱粉の比率を下げた低アミロース米に改良されました。もち米に近くなったのです。コシヒカリ系のお米ではモチモチと甘く美味しくなった代わりに米アレルギーに見舞われる人が出てきました。主食を食べることができない、これは大変な苦痛です。お米にみたてた蒟蒻《こんにゃく》米を食べる方もいらっしゃいます。品種改良前の高アミロース米であるササニシキなどのうるち米ではその心配はありませんでした。一日五合もお米を食べていた江戸時代にはお米アレルギーはなかったろうと考えられます。

私たちの食卓に上る穀物、野菜も果物も、家畜の肉も含めて人の都合による品種改良が進められています。あなたが昨日食べたかもしれない手羽先を供給してくれるブロイラーも、サラダとなったＦ１種の野菜も飼育日数、栽培日数ごとに大きさも重さも形も揃うように改良されています。収穫にも流通にも便利なよう育つのです。実に加工しやすく箱にも詰めやすいのです。大きさ、形まで自然をコントロールすることに恐怖を感じます。

窒息を起こすＦ１野菜

品種改良されていない自然の種は収穫の時期も大きさも形もバラバラで、農家の過重労働を強いています。しかし植物と動物の違いはありますが狭い鶏舎で育つ鶏（ブロイラー）は生後45日で出荷されます。最短の日数、最小量の餌で最大の肉がとれるよう効率的な種の改良設計がなされています。交配育種、遺伝子組み換え、ゲノム編集、鶏が気の毒になってきます。同じように成長が早くなるよう改良されたＦ１野菜は葉を茂らせる栄養素の窒素を与えられているのですが、光合成で様々な栄養に変換される前に出荷されます。陽に当たる日数が少なすぎるのです。

光合成不足で葉には過剰な窒素が残り濃緑色の葉野菜となります。お店で販売するには見栄えが良くなり美味しそうに見えます。しかし緑の葉を茂らせる栄養素の窒素は赤血球を酸化させる窒息の窒です。耐性のない乳幼児には緑色の強い野菜はチアノーゼを引き起こすブルベビー症候群の原因の一つとなり、大人の臓器も酸欠になり糖尿病を惹き起こすこともあります。

人のうわさも75日

「人のうわさも49日（あるいは75日）」という諺《ことわざ》があります。世間の噂は二、三カ月もすれば忘れられるという意味ですが、野菜においては、種を蒔き収穫するまでだいたい75日で一段落つきます。75日も光合成と呼吸ができれば窒素成分は有機物となり、でんぷんにも、たんぱく質にもビタミンやポリフェノールなどの機能性成分にも変換されます。充分に陽を浴びた葉は若草色になっています。光合成は太陽のエネルギーを使って二酸化炭素を取り込み水と合わせて有機物という栄養素を生み出します。張り巡らせた根から水を吸い上げ分解し酸素も作り出すのです。

ところがＦ1作物は品種改良により成長が早く緑の濃い野菜には使いきれなかった窒素が過剰に残されており赤血球を酸化させ酸欠に陥るため危険なのです。土壌にも使いきれなかった窒素が硝酸態窒素として残っており地下水の汚染も危惧されます。地下水を煮沸して溶いた粉ミルクを呑んだ赤ちゃんがチアノーゼを起こした事例があるほどです。

Ｆ1作物の種には発芽率を高める目的で薬品処理されたものが数多くあります。なぜ危険な薬品処理をするのでしょうか？　土中のウイルスや菌に発芽前に感染すると発芽率が極端に悪くなったり奇形になると種のメーカーとしては商品価値が落ちて困るからです。殺菌剤などで処理すると自然界では発芽できないような弱い種も強制的に発芽させるようになります。もともと生命力が弱く本来は発芽できず、たとえ発芽しても自然淘汰されるものが人為的に発芽させせられるのですから農薬や化学肥料で保護してもらえないと成長できないのです。

一方、今も残る野生種は不自然な品種改良がなされていません。野生種は栄養以前の生命力に満ちています。何千年も何万年も頑固に生き残った強い種なのです。昔の人が野生のままで品種改良をしなくても茹でこぼしなど調理法を工夫すれば安全と知り食べていた古代食です。

私たちの周りは生命力の失われた食べ物で満ちています。野菜、果物、魚もみな旬があります。意識して生命力に満ちた食べ物を頂かないと人の生命力も失われてしまいます。一日一度でよいので旬の野菜や魚、加工度の低い食べ物を摂ることが体の生命力を維持することになります。旬を外れた野菜は生命力に劣ります。死んだ鰯を食べさせられた養殖魚を頂いても自然の摂理に反して養殖されたものですから予防の意味で一尾一尾ワクチンを打たれたり抗生物質を投与され残念ながら生命力に劣ります。養殖技術も農業技術も日に日に進化していますので今後に期待したいと思います。

本来は牧草しか食べない牛に食性から外れた穀物や濃厚飼料を食べさせます。早く大きくなって費用対効果は上がるのですが、それによって胃がガスで膨れ肺が圧迫されて窒息死することもあります。牛のゲップが増えて地球温暖化の原因になるメタンが発生します。その量は国内の農林水産業で発生するメタンの１／４以上を占めています。死んだら困りますので薬漬けになります。牛には気の毒ですがとても身体に良い肉とは思えません。

生きた獲物やプランクトンを食べた魚は生命力に満ちており結果として栄養価も高くなります。旬とはその作物、魚が思う存分に生長するのに必要な条件に恵まれている時期なので生命力に満ちてきます。モリモリ食べる子供のようです。

食事とは生き物を食べること、つまり命の継承です。

食べ物は、生き物が原料です。食べることは他の生き物の「いのち」を受け継ぐことです。自分の細胞に変わってもらい共に寿命が尽きるまで生きねばなりません。そして、「美味しさ」とは、そんな生き物たちの「生命力」そのものにほかなりません。

人が千年も食べ続けた食品

毎年のように食に絡んだ健康法が生まれ、やがてその弊害が取り沙汰されだします。知識や理論で食べる健康法に囚われ、食事内容に囚われ人は心も体も不自由になり不健康になり自然体を失っていきます。

結婚前の私は、多くの若者がそうであるように食べ物について真剣に考えたこともなく、流行り出したインスタント食品などもあまり気にせず食べていました。

その反動が出たのでしょうか、私は35年くらい前、とんでもない花粉症になりました。目が膿んでドロドロになるので、それをステロイドの点眼薬で抑えていたら、副作用で毛細血管が脆《もろ》くなって、くしゃみをしたら毛細血管が切れて、白目が真っ赤に腫れ上がってしまいました。治っては破れるの繰り返しになったのです。仕事にも影響が出る状況でこれではダメだと思い、いろいろな文献を調べるうちに同質療法に行き当たり、虫媒花粉を体に入れてみることにしたのです。花粉症を惹き起こす花粉は風が媒介する風媒花分です。一方、花粉症を治す花粉は虫媒花分です。風媒と虫媒と違いがあっても振動が似ているのです。

アメリカのサプリメントを調べていて、ハチが幼虫の餌に集めてくる虫媒花粉に酵素を混ぜたものを見つけました。輸入代行業者に頼み2瓶取り寄せて、1瓶の3分の2を飲んだところでなんとも驚きましたが文献で読んだ通りきれいに治ってしまいました。それから再発していません。これが同質療法との出会いでした。暗い気分の時は暗い音楽を聴くと元気が出てくるのも同質療法です。

ホメオパシーも同質療法の一種です。「或る症状を起こす物質はその症状を取り去ることができる」同質の法則といわれるものです。

それと同じことが「一物全体」という考え方です。丸ごと摂ることによって、いろんな臓器の情報が得られます。振動・波動・氣といってもいいかと思います。例えば、肝臓が悪い方は健康な動物の肝臓を頂いたらいいというのが同物同治です。腎臓が悪い方は腎臓を頂くわけです。

そういう基本的な考え方から、私は「千年前の食品舎」という黒い野生種を素材とした自然食品の会社を経営しています。併せて「くうふく自然良法」を主宰しています。

この社名の由来は「人が千年も食べ続けた食品」であれば長い年月の間に無数の人の経験知から安全性の証明がなされているという思いからです。会社設立時の約款にも一切の添加物を使わず製品を作る一文を入れ、自分で自分を縛っていますが、今のところ自縄自縛には陥っていないようです。マニアックな仕事ですからとても採算に乗るとは思いませんでしたが、お陰様で沢山の人に支えられ何とか仕事として成り立つようになりました。

強い思いは結実します

多大な負債を抱えた倒産を経てもなお山陰の父子三代が挑んだ、野生の魚の命を丸ごと活かし切った「ペプチド出汁」。膨大な研究開発費と半世紀以上の時間を要したペプチド出汁を私は昭和の大発明として位置づけし、プロデュースさせて頂いた「だし&栄養スープ」。その技術を応用した黒い野生種、黒米玄米を主原料とした「古代食くろご・ペプチド」「古代のカシス」など。、製品が開発されてから世に普及していくまでに何年もの時間を要しました。その点についても私は当初から覚悟はしていたのですが、それにしても、「一物全体」という言葉ひとつにしてもなかなか理解されませんでした。それもそのはずです。これまで述べてきたように、食べ物は尊い生命体からできているということすらも忘れ去られ、便利で安易な食品が市場に蔓延していたからです。口に入る食べ物は添加物で味を作る時代に入っていました。

ですから添加物や保存料などを使用しないで加工食品を製造販売する会社の経営者のほとんどが、自社製品が市場に理解されるまでの間、私と同様の体験を味わっていると思います。何度も申し上げますが知られていないことは世の中に無いのと一緒です。

私自身、さまざまな講演会やセミナーに呼ばれることも増えてきたのですが、これまでの経過をきちんと一冊の本にまとめておく時が来たなと思うようになってきました。今まではバイブル商法を潔《いさぎよ》しとせず書籍は見送っていたのですが後継者に伝えていくためにはどうしても書籍の形で残す必要性を感じました。

栄養以前の生命力、正しいのでなく愉しい食の在り方・考え方を自分なりに伝えていきたい。『一物全体食・黒い野生種穀物の古代食くろご』山陰の父子の昭和の大発明『一物全体食・ペプチド出汁』を後世に伝える、それが私の使命だと、千年前の食品舎を創業した当初から胸に抱いていたことでした。

第2章

食べ物は複雑な生命体

役に立つ「毒」としての薬

『食べ物は複雑な生命体であり、その一つ一つが栄養以前の生命力をたたえています』

この本で私がもっともお伝えしたいことです。こんな当たり前のことをくり返し強調せざるを得ないのは、食や医療に対してあまりにも無防備な人が多すぎると思うからです。知らないことの怖さを無知の怖さをお伝えしたいと思います。

現代社会は、保存料や添加物で加工された食品であふれかえっています。そのために多くの食材の生命力が削がれ栄養素がどれほど無駄に失われているか、はかりしれません。

私たちは生命体をありがたく頂くことで、新しい生命である子孫を残すことができます。添加物で味を作った食品があふれていますが、私たちの体は、化学的に抽出された単一成分や石油から合成された添加物を代謝するには適していません。

純粋な成分も合成物も自然界にありえないものですから体は異物として認識します。異物の代謝には膨大なエネルギーを必要としますから食べるたびに臓器が疲れて寿命を縮めることもあります。人は未知なる成分も含めて複雑な生命体を身体に摂り入れることで、心を持った自分によく似た生命体を生み出すことができます。美味しく味付けされた化学物質を食べても命の承継はできるのでしょうか。

健康食品という栄養素や添加物を組み合わせてカプセルや錠剤の形になっているものもあります。石油から合成されたものを組み合わせたものも無数にあります。自然か不自然かでいいますと、とても不自然なものです。

ところが人の命にかかわる極度の栄養不足に陥った場合、高濃度栄養のサプリメントやビタミン剤は救命の力を持っています。体にとって異物であっても極限時には自分を救命するために吸収するのです。自然物から抽出したものでは高濃度の成分を量的に確保することはとても困難で難しいのです。

合成のビタミンCを大量に処方する医療もありますが、天然がいいと言ってもバケツ何倍ものレモンを食べることは不可能です。具合の悪い人にはとても現実的ではありません。天然成分は安全ですが濃度が薄いのです。たとえ合成品でも高品質の高濃度のものであれば点滴すると吸収される量も多く患者にも負担が少ないのです。

食べ物にも薬にも善悪はないのですが、石油から合成された単一成分の組み合わされた薬は体にとって異物ですから代謝されにくく副作用を伴います。毒が残留するからです。生薬は複雑な生命体ですので無理なく分解代謝されます。合成薬に比べ濃度が低く効き目が緩やかなため副作用も起きにくいのです。

体にとって異物となる薬は「役に立つ毒」ですが、その使用を否定することはありません。その薬の使い方が間違っているのです。大量に出血して今にも死にそうな人にとって止血剤は神の手になりえます。「毒も使いよう」「薬が毒になり、毒が薬になる」ともいわれます。

薬のおかげで、日本でも小児麻痺のポリオウイルスは撲滅されました。ペニシリンやストレプトマイシンなどの抗生物質により結核や肺炎、赤痢、腸チフス、コレラなどの細菌性疾患もほぼ撲滅するか有効な対処ができるようになりました。

しかしその一方、薬を否定する考え方があるのは生活習慣病や慢性病、心の病に対しての多剤大量処方があるからです。役に立つ毒の使い方（処方）が間違っています。

数十年も前のことですが、私の父は白い大きな投薬袋に溢れるほどのお薬を処方されていました。帰宅した父は投薬袋をじっと見つめ、おもむろにゴミ箱に捨てた姿が未だ鮮明に記憶に焼き付いています。薬大国日本と言われるように、現在でも同じような処方が日本中で起きています。

「薬より看病」という言葉もあります。病に罹《かか》り薬をあれこれ飲むよりは、心のこもった看病の方が病を癒すということです。時々医者も見放すような重篤な症状なのに奇跡的な快復を見せる方がいます。尋ねてみるとほとんど例外なくご家族の方の真心のこもった献身的な看病が医者も驚く快復を呼び込んでいます。

どんなに貧しい食事でも、慈愛のこもった料理がおいしくて健康に良いことと同じですね。

2・6秒に一個の新たな化学物質が作られている

人類が手にした化学物質は一億一千万種を超えているといわれています。これらは人類発生からの時間物差しの中で一瞬ともいえる期間に開発されるか発見されたものです。世界中で毎日24時間、平均2・6秒に一個新しい化学物質が合成されたり単離されているそうです。もちろんこれらには単離された天然由来のものも含まれますが千年を経て安全性の確定していない物質が世界のどこかで日々研究・開発されています。すべての化学物質が流通するのではありませんが、世界では10万種が工業的に生産流通されていると推測されています。薬好きな日本人はこのことをもっと知る必要がありそうです。

役に立つ「毒」としての薬を否定することはありません。しかし合成化学物質を自然か不自然かの価値基準でみると極めて不自然であることは明らかです。不自然なものは体が受け入れてくれません。そのことをまず認識しておくべきでしょう。

人の体は進化の過程で自然物を分解する酵素を作りだしますが、自然から外れた未知なる人工物には対処できていません。自然界にない不自然なものは肝臓でもなかなか解毒できないのです。

肝臓は壮大なる化学工場です。肝臓と同等の能力を持つ工場を人為的に作るには莫大な費用がかかるだけでなく、国立競技場なみのスペースが与えられても作れるかどうか疑問です。それが可能であったとしても人体の中に納まるような大きさで作ることは不可能です。

新たな薬を製造するには法的に厳しい認可の規制やルールがあるので、製薬会社がそれを市場に出すまで莫大なコストと時間がかかります。そうして作られた薬でも取り返しのつかない薬害が今も後を絶ちません。

たとえば国家政策によって製造された近年の「子宮頸がんワクチン事件」、これに犠牲となった少女たちに快復の見込みはないと言われています。ワクチンの効果を高めるために加えられていた合成化学物質アジュバントに含まれる水酸化アルミニウムが脳の中枢神経系を冒したのではないかと考えられています。

さらに印刷機のローラー洗浄に使われる洗剤に含まれていたジクロロプロパンの吸引による「胆管癌の大量発生死」事件。この合成化学物質はフロンガスで知られるオゾン層破壊物質の代替品であり金属用洗浄剤、印刷洗浄剤等に添加されていました。

現在進行中の薬害事件でもわかるように合成化学物質は人々の人生のあらゆる可能性を奪い、時に長い苦しみとともに人生を奪われ自然死とは程遠い結末を強いる物質でもあります。

添加物でやめられない「おいしさ」を

私も20～30代頃までは「おいしい」と思う銘柄のインスタントラーメンをよく食べたものですが、食に関わるようになってから味覚が受け入れず食べられなくなりました。

インスタントラーメンのスープは、化学調味料や酵母エキス、タンパク加水分解物、各種エキスのなどの添加物、もしくは限りなく添加物に近いものの組み合わせで作られています。人体が要求する栄養素が含まれていないのに、あたかも栄養豊富なものと錯覚させるのです。味覚を通じ脳に生存に必要な栄養素と錯覚させるのが添加物の役割です。つまり脳は添加物に騙されているのです。

添加物は化学的に作っています。医薬品と同じで分子が小さく浸透しやすいので口に入れた瞬間に美味しく感じます。ところが添加物で作った味は噛み続けると不味くなってきます。本物は噛むほどにうま味成分が口中にあふれ美味しくなってきます。添加物で作られた食品をジャンクフードといいます。日本語に訳すとクズ食品です。腸は、本来は異物から身を守るための粘膜が添加物という化学物質で侵され荒れているので、もろに吸収されます。乳化剤は炎症を起こし、炎症性腸疾患、極端な表現ですが腸壁も乳化し溶かしてしまいます。

インスタントラーメンスープは工業的な精製度の高い塩をスープ100cc当たり2・5～3g

と水に溶ける限界値まで入れます。このままでは塩辛くて飲めないのでグルタミン酸ナトリウムを全体の0・03%加えるとマイルドな塩味になります。（人工甘味料のスクラロースにも塩の角を和らげる作用）。こうして濃い味のベースをつくり核酸系のうま味調味料の配合比を工夫して、とんこつパウダーを加えればとんこつ味、チキンパウダーでチキン味のラーメンスープができる。コハク酸ナトリウムを加えればシーフード味のラーメンになります。

習慣性をつけるには、口いっぱいにうま味と塩味が広がることが重要です。そして舌の上に塩味が長時間残らず飲み込んだ後、油が舌を包み込み風味豊かな余韻を残します。この配合比が習慣性になり、やめられなくなります。しかし、強い味の持続はしつこさを感じるため。油味は好きだが、ずっと残るのは嫌。口の中をリフレッシュさせるため合成リンゴ酸を加える。後味が早く消えることを業界用語でキレがあるという。添加物で脳はだまされているのです。

一度濃い味になれてしまうと次第に飽きてしまい、「もっと濃い味、もっと濃い味」というふうになってしまいます。インスタントラーメンのスープの素を薄く切ったポテトにまぶし高温の安価な油で揚げると、「やめられないとまらない」ポテトチップスになります。インスタントラーメンの好きな児はジャンクフードも大好きです。実はインスタントラーメンもジャンクフードも作り方が一緒なのです。値段には理由があります。

こうして日本人は、1日100種類、約19gの添加物を食べる民族になってしまいました。19

g×365日、平均寿命をかけると死ぬまでに500キロ以上になります。体重50キロの人であれば生涯に自分の体重の10倍の添加物が身体を通過するのです。異常な量です。

また、多くの加工品（添加物）の中にはミネラルを挟んで（キレートして）便とともに出してしまう重合リン酸塩が多量に含まれていることが多いため、加工食品を多く食べる方にカロリーは足りてもたんぱく質とミネラル不足の新型栄養失調に陥る人が増えています。ミネラルは補酵素といわれるように亜鉛が欠乏すればインスリンを作ることもできません。ホルモンも作れません。鉄が不足するとあらゆる酵素反応ができなくなります。

リン酸塩が含まれる添加物は結着剤、乳化剤、酸味料、pH調整剤などです。ポリリン酸ナトリウムなど名称の一部に二リンや三リンと書かれているものもあります。

《コラム1》

●インスタントラーメンで脳が脱水

インスタントラーメンは、濃い味のベースを作るために精製度の高い塩が使われますが、塩の致死量は体重50kgの人が一度に150g摂ると半数が死亡します。体重1kgあたり3〜3・5gとなります。報道などで「ラーメンのスープは残しましょう」と聞かれたことがあると思いますが、インスタントラーメンの塩分が問題となるのは、脳に影響を与える塩分量はもっともっと少ないということです。

脳に影響が出るのは体重1kgあたり0・5～1gのため、小学校3年生男女平均25・5kgから推察すると、子供の脳への影響は12・75g。ラーメン1杯で約6・5gですから2杯で13g程になり脳が脱水状態になります。本来は危険な塩分量ですが、グルタミン酸ナトリウムの添加で味覚は心地よい塩分濃度と感じています。

脳は80％が水分。水分を除くと65％が脂質、35％がタンパク質です。

血液中の塩分濃度が上がると、過剰な塩分を薄めて命を守ろうとするため、全身の臓器の細胞内水分が血管内に引き込まれてしまいます。細胞内がいわゆる「脱水」の状態になります。

特に脳細胞の脱水が起こると、痙攣や昏睡などの意識障害が引き起こされ、最悪の場合は死に至ることもあります。

細胞内脱水により急激に脳細胞が萎縮した場合、脳容積が減少するとともに血管にも機械的な負担がかかることで脳障害が起こりやすくなります。

《コラム2》

●脳をだます添加物や人工甘味料

添加物の使用目的は食品メーカーの利益追求につきます。

「アスパルテーム」は普通の砂糖の160～220倍の甘さがあります。アスパルテームを使うと砂糖20ｇの甘さをわずか0・1ｇで同等の甘みが作れます。（流産、知能低価、アルツハイマー、脳卒中、分解過程でメチルアルコールに変化、失明の恐れ。ボストン大学2017）（精子減少の報告　日本薬学会）

命がけの経験知は叡知

毒性をもつのは合成化学物質だけではありません。自然界にも毒物があります。種《しゅ》を後世に残すために必然的に生まれた自然毒です。それが植物の場合、動物や昆虫（天敵）に食べ尽くされないための毒といえます。

ただ自然界の毒性が合成化学物質のそれと大きく異なるところは、千年も二千年も人によって食べ続けられた経験知の集大成があり安全性の証明がなされていることです。つまり長大な人体実験が済んでいるということです。化学物質は食べたり飲んだりして安全か毒性があるかなど人体で試せるわけがありません。

これらの経験知を踏まえ、緯度経度の異なる国々の気候に適した食材が世界各国の独特な食文化を生み出しています。どの国の民族食もとても美味しそうです。時を重ねた経験知とは叡知に通ずるものです。緯度経度で考えると茨木県の水戸の位置はアフリカと同じ緯度になります。つまり日本では温かい国々の作物も、やや寒い国々の作物も育つ恵まれた位置に属しています。世界の古代文明として縄文時代が注目されているのは海に囲まれ魚介類も豊富で野山の栗、野草などを縄文式土器で煮炊きしていた食文化が戦いもなく1万5000年以上平和に続いたからです。貝塚の集積物の分析でわかるのですが我々のご先祖はありとあらゆる自然の恵みを食べ続けてきました。日本食は長い歴史で安全と証明された食材で組み立てられています。

その歴史の中で自然界の多様な毒性は私たちの日常生活にも生かされています。日本ではありませんが、南方ボルネオ北西部の山間部の川沿いにある部落では、川魚の保存にパンギという木の実の種を砕き、水に浸し、その水に川魚を漬けて保存します。食べ物が傷みやすい南方の高温多湿な気候でも数日間腐敗もせず鮮度を維持できるそうです。

近年の調査によりパンギの種子には青酸毒の一種が含まれており冷蔵庫のない時代の鮮魚保存の経験による知恵だったことが明らかになりました。日本でも和食の御重《おじゅう》などに添えられる南天の葉は毒消しであり、おう吐剤です。

「もしも私の作ったお料理で具合が悪くなったりしたら南天の葉を噛み、おう吐して毒を吐き出してください」との意味が込められています。南天の葉からは解毒作用のあるチアン水素も微量ですが揮発されており、殺菌効果もありますから腐敗を防ぐ作用もあったのです。昔の人の経験知はまさに叡知ですね。まさに難を転ずる南天です。

トリカブトの猛毒にしても少量であれば生薬の散寒薬と呼ばれます。猛毒が用い方によって冷えや寒気などを伴う、嘔吐、下痢、腹痛の薬になることは経験知から導き出された、これも叡知です。食べ物にしても薬草にしても長年の経験による淘汰は絞り込まれた真実のみが残されていきます。

未知の植物を食べることが可能かどうか、毒性を確認するためには口に入れねばなりません。まさに命を張った人体実験でした。経験知というものは命がけの積み重ねなのです。適切な例とは言えませんがナマコを人類で初めて食べた人の勇気には感謝します。日本では生で食べることが多いですが、中国では干しナマコ（煎海鼠《いりこ》）海の黒いダイヤといわれ国民に愛される高級食材になっています。

美の前では人の叡知も働かない

食べ物だけではありません。化粧品であっても同様です。経験知により人に害があるものならば時の流れに必ず淘汰されていきます。しかし美につながるものには信じられないほど淘汰に時間がかかります。

現代でも化粧品の被害は後を絶ちませんが、美の欲求のもとには子孫に残るような毒性のあるものでもなかなか淘汰されません。

例えば鉛は母体から胎児に移行しますが、江戸時代の魅力的な歌舞伎役者や芸者さんの白塗り化粧を思い浮かべてください。色白は昔から美しさのもとであったわけですが、彼、彼女らは「鉛白」入りの白粉《おしろい》を厚く塗り重ねます。現代のような多様な照明のない時代の薄暗い舞台でも白く塗った肌を映えさせていたのです。

白塗りの鉛白は経皮から吸収され鉛中毒となり胃腸病や、脳、神経にも障害が出て死に至ることも多くありました。歌舞伎役者が再起不能となることもあったようです。顔だけでなく首筋から背中まで白塗りしたわけですから鉛中毒にもなるわけです。

水銀や鉛の重金属の中毒にしても当時は原因不明の病気で祟《たた》りとも思われていました。昭和初期に国が鉛白の使用を禁止しましたが、それでも美しく見映えのする鉛白は使う人が後を絶ちませんでした。鉛の有機化合物は細胞膜を透過するのです。

昔も今も美が絡むと急性の毒性がなければ慢性毒とわかっていても使われたのです。美の前では人の叡知も働きにくいのかもしれません。現在では、カオリン、タルク、炭酸マグネシウム、酸化亜鉛、コーンスターチ、澱粉などを粉末状にした混合物に変わっています。

過去には化粧品やシャンプーなどに使われていた成分で、現在では作られていない成分が胎盤などから検出されることもありました。皮膚のバリアーである皮脂を通過するように作られた化粧品成分は、どういうわけか頭を洗っても子宮に集まるのです。

人は皮脂の守りがなければ山野もあぜ道も歩くことはできません。かぶれてしまうのです。自然界の毒は皮膚を通過できない大きさですが、合成化学物質は脂溶性ですから、皮脂に溶け分子も小さいので、いとも簡単に浸透します。

経皮毒という言葉がありますが学者によっては否定する人もいます。しかし厚生労働省も化学物質の経皮吸収を認めています。「経皮毒」という言葉は許さないが経皮吸収は認めているわけです。


覚えている方も多いかと思いますが2011年に『茶のしずく石鹸事件』というものがありました。「茶のしずく」という抹茶色の石鹸で洗顔した2000名以上の方にある日突然重篤な小麦アレルギーが、発症した事件です。昨日まで食べていた小麦製品を食べると激烈なアレルギー症状が出るようになったのです。顔などパンパンに腫れあがります。後日「茶のしずく」に添加されていた小麦由来の「加水分解コムギ」というタンパク質が原因と特定されました。この事件からアレルギー物質は口に入れたものからだけではなく少し荒れた肌からも吸収されることがわかりました。ましてや石鹸で皮膚のバリヤーを溶かしているから当然といえば当然の結果でした。これも開発者や経営者に小麦アレルギーの知識が少しでもあれば防げた『無知の罪』になります。「知らなかったから予想もできなかった、赦してくれ」とは言えない事件でした。

不自然な合成化学物質のない原始時代から江戸時代も人々は日々の営みを続けていたのですから、合成化学物質が日常から無くなっても人類には差し支えないとも言えます。化学物質のない昔に返ると工業のみならず食料の生産性も落ち生活も不便になると思いますが、合成化学物質がもたらす不自然な病気は激減するでしょう。アトピー性皮膚炎の語源はギリシャ語のatopy、「変わった」「違う場所」を意味する「atopos」、「普通でない」「変な」を意味する「atopia」に由来した造語といわれています。つまり「原因がわからない」症状です。

アトピー性皮膚炎は食を変えると改善することから訳のわからない化学物質、食品添加物から毒素を排泄する反応と思われます。

では農業分野で大量に使用されている農薬や化学肥料を使わなくなったら、どうなるのでしょうか。いわゆる有機農業にこだわる農家さんは、自然環境にダメージを与えない自然農法や不耕起農法などに取り組んでいますし、土を使わない水耕栽培も開発されています。

しかしそういう農業者の割合はまだわずかにすぎない（国内では5％程度）というのは残念ながら事実のようです。先進各国では有機農業の比率がそれ以上の国があるそうですが、それでも地球規模でみたら知れています。だからでしょう、化学肥料や農薬がなくなると、地球規模の飢餓が再び襲うだろうと警告されています。

そう言われたら、私たちは判断に戸惑ってしまいますが、もう30年以上前に、その実験ともいうべきことを世界に示した国がありました。

キューバの壮大な実験

その国は、アメリカの政治的制裁により、食料も石油も農薬も化学肥料も輸入できなくなって大量の餓死者を出してもおかしくない状況に置かれたのです。カストロ議長で知られる社会主義国キューバです。

キューバを1990年代に襲った国家存亡の危機は苛烈で壊滅的なものでした。超大国アメリカの経済封鎖を1959年から受けながらも、ソ連の援助で経済は発展していました。ところが世界が唖然としたとんでもない状況が訪れます。

キューバの国家予算の四割以上にも及ぶ巨額の経済援助をしてくれていたソ連が1991年12

月25日に崩壊したことにより、国の存続の危機を迎えたのです。キューバにとってまさに青天の霹靂《へきれき》でした。

ソ連崩壊を機にアメリカの経済封鎖はさらに強化され、なんと全輸入量の80%を封鎖されたといいます。農薬も化学肥料も輸入できなくなったのですから日本で同じことが起きたら農業だけでなく経済自体が破綻します。

ではなぜ、そこまで追い詰められた農業国のキューバは国民の餓死が起きなかったのでしょうか。ここが私たちを驚かす大きなポイントです。

それまでのキューバは、輸出できる換金作物に多くの農地を使っていたため自国の食料自給率は現在の日本同様低かったのです。換金作物とは海外に販売できる農作物のことをいいます。経済封鎖を受け食料の輸入が断たれたので人口１１００万人の国民を飢えさせない食糧確保が大問題となりました。

国民はこの危機感から立ち上りました。首都ハバナの実例ですが、絶体絶命の時、痩せ衰え餓死寸前となった国民は輸入できなくなった化学肥料に頼らず一丸となって有機農法で危機を乗り越えたのです。一党独裁の強権国家だからこそ可能だったという見方もありますが、生命の危機に見舞われたら必死になるのが人間というものです。

市民は都市の空き地という空き地、空き地ともいえないような小スペースでも、屋上やバルコニーも農地に変えました。しかも農薬も化学肥料も使わず100％有機農法で栽培したのです。化学物質は農薬や肥料だけではありません。医薬品にも及びます。ガソリンやトラクター用の燃料も輸入できませんから大規模な農地をトラクターで耕すことができません。電力も不足して田畑への給水ポンプも冷蔵庫もトラックも稼働しませんから畑の野菜を都市部に届けることもできず腐敗してしまいました。

移動手段は自転車に変わり、医薬品は都市菜園で有機栽培したハーブに変えて危機を乗り越えたのです。ソ連崩壊の翌年にはビタミン不足から人口1100万人のうち5万人もの市民が一時的に失明したといいます。1989年には570万頭いた家畜も餌や薬品不足で死に絶え250万頭までに激減しました。1994年には男女平均で9kgも落ちた体重も今は平常に戻ったといいます。しかも健康的に。

キューバ国民の頑張りは化学の恩恵はなくても国を挙げて一致団結し自然の姿に戻ることで民族の危機を乗り切った壮大なプロジェクトでした。理論や理屈で農薬や化学肥料依存を排除するのでなく、飢えに直面し生命の危機にさらされ本来の自然の恵みに回帰できたのです。外的圧力でアメリカの予想に反し国民の意思は収束され必然的な奇跡が起こり、言い古された言葉ですが「為せば成る」を実現して見せたのです。

戦後の日本は高度経済成長とともに食糧自給率は低下しはじめ、ずっと以前から40％を切ったままで推移しています。農業人口の高齢化や頻発する大災害、国家的有事など考え合わせると、食糧危機がいつ起こってもおかしくないと警鐘を鳴らす人も増えています。キューバの壮大な実験はまさに身につまされる教訓的な事例と言えるでしょう。

キューバは農業国でありながら農地の大半で換金作物を作っていたため飢餓の危機に見舞われましたが、アフリカの飢餓も同様の理由があります。コーヒー、米、カカオ、油の採れる大豆、パームヤシさらにバイオ燃料のもとになるトウモロコシ、サトウキビなど換金作物を輸出していました。これらの耕作に適した農地や森林は海外の大手資本に買い占められ、結果として小規模農家の排除につながりました。換金作物を栽培する農民は農地を買収された自作農だった人々です。日本では考えられないような低賃金で働かされ食べ物を買うことも難しくなりました。

つまり自国民が食べる食料の自給も、買うこともできなくなり飢餓に繋がったのです。多くの難民が生まれる紛争の底に流れるものは貧困と飢餓です。富を海外の大手資本に搾取され自国民の食料さえ賄えなくなれば紛争が起きるのは必然です。

貧困と飢餓の連鎖は食料を自給できるまでやむことはありません。宗教における紛争も根本には飢餓があります。少年兵は食事を保証され餓えることがなくなるから志願し兵隊になっているのです。

キューバは経済封鎖と援助国ソ連の崩壊に見舞われましたが、アフリカと事情は違っても民族再生の可能性をたくましく見せてくれました。アフリカの人たちに必要な援助ができるとしたら換金作物をやめさせることです。低賃金しか得ることのできない換金作物は他国の大手資本に富が流れるだけで援助には程遠いものと分かってきたはずです。自国民の食べる作物を作ることができる農地と灌漑、食料の流通、農業技術の国際援助が飢餓を無くす有効な援助と考えられます。援助金も必要ですがお金では解決できません。自立できる技術の援助が飢餓をなくす道と思います。

「江戸わずらい」と呼ばれた脚気

キューバの人たちはアフリカの人たちにも、危機感の薄い日本人にも大いなる可能性を見せてくれました。日本でも江戸時代のお米は農家の人々にとって換金作物であり自分たちで食べることは稀《まれ》でした。作ったお米を農民は食べることができないのです。お百姓さんや江戸大阪以外の人々は主に麦に粟《あわ》や稗《ひえ》を混ぜて食べていました。白米はハレの日に少しだけ食べることができるかもしれない大ご馳走だったのです。

農民は江戸の町では職人や下々のものまで食べていた白米を口にできなかった代わりに、脚気で苦しむことはありませんでした。ところが参勤交代の武士や農民が何かの事情で江戸にしばらく住むと「江戸患い」にかかりました。それが脚気だったわけですが、「江戸わずらい」は風土病と思われていたようですが、当時は脚気も結核も死の病だったのです。

ところが不思議なことに江戸から国元に戻って元の食生活にもどると自然に治ったということです。言うまでもなく、精米された白米にはなく、麦や粟や稗に含まれる微量栄養素が効いたのです。地方でも白米を食べることもありますが当時の精米技術では真っ白な白米でなく7分搗きくらいだったと考えられています。江戸では「越後の米搗き」という技術者集団が白米をあつらえていたのですが、庶民は地方のように脚気を防ぐビタミンＢ1を含む雑穀を混ぜることはなかったようです。

脚気はビタミンＢ1が欠乏して不足して起こる疾患で、ビタミンＢ1は炭水化物の代謝に関わる大切な栄養素であることもわかっています。ビタミンＢ1が不足すると末梢神経障害や心不全による全身浮腫《むく》みを起こします。脚気の初期には食欲不振があり、他に全身がだるく、とくに下半身に倦怠感が生まれます。次第に足のしびれやむくみ、動悸、息切れ、感覚の麻痺などの症状があらわれます。……と、このように現代医学（医療）は多種多様な栄養素（ビタミンやミネラル）のはたらきを解明し、予防や治療に活かしてきました。そのおかげもあり人生百年とも言われるようになったわけですが、この世でただ一つ避けることのできないことが人の死です。

死ぬときは安らかに死にたいと誰しもが望みます。しかし医薬品の過剰投与が当たり前のようになり、昔の人のように眠るように、枯れるように苦痛のない自然死は望むことも難しく、死は苦痛・激痛とともに訪れることが日常的になってしまいました。

ある日、耳触りのよい「延命治療」という言葉とは裏腹に、栄養剤や薬の入った液体が補給されるチューブが体中に差し込まれ、無知なままだとあなたも私も数年後には病院の白いベッドに丈夫な抑制帯といわれる拘束ベルトでしっかり拘束されているかも知れません。酸素や点滴の管を引きちぎらないように手首をベッドの柵に縛られて死を迎えることもあるのです。

私の父は当時の平均寿命77歳で亡くなりましたが、病室のベットに寝せられた父がなんとか動かせる片手でチューブを引きちぎるのを目撃しました。起きあがりたかったのでしょう。悔しかったのでしょう。忘れることができません。当時の私はあまりにも無知でした。私は父に対して無知の罪を犯してしまいました。私の気配りがあまりにも足り無かったと慚愧の念があります。

今まで生かしてくれて、ありがとう

厚生労働省が平成27年に発表した「人口動態統計月報年計（概数）の概況」では死因の62％が癌を含めた疾患であるのに比べ、自然死ともいえる老衰死はわずかに6・6％でした。ニュースになる交通事故などの不慮の事故死が３％です。

日本人の100人中6人しか眠るような死を迎えることはできないのです。自然死を迎えることのできる方は確率として極めて少なくなっています。医療の進歩と化学物質の氾濫で理想的な死に方はできない時代になっています。

このような状況から近年は、どんな延命治療も受けないことを予め医師に告げる人が増えてきました。医師だけでなく、家族にもそのことをはっきりと告げて同意を得ておく必要があります。そうしないと、いよいよという時になって、本人の苦しむ姿を見ていても治療をあきらめない家族が、延命治療を医師に要請するかもしれないからです。

これに関連した尊厳死というコトバがあります。人生の最終段階において過剰な延命治療を行わずに、本人の意思を尊重した自然な経過に任せて死を迎えることを意味します。

日頃から、複雑な生命体である食べ物に意識を向け感謝の思いを持っていれば、自分の生命の終りに対しても同様の感謝の思いになれるのではないでしょうか。

「生かしてくれて、ありがとう」

この感謝の一言に尽きます。

第3章

楽しい食生活――愉しい生き方

母のおかゆの不思議な力

食には癒しの側面があります。食の癒しは寿命を左右します。癒しは人生にとても大きな役割を果たしています。しかしマスコミでもてはやされる流行りの健康法の理論に基づき、理屈で食べる正しい食事では食の癒しはありません。正しい生き方よりも愉しい生き方のほうが自然治癒力が湧いてきます。正しい食事よりも愉しい食事のほうが生命力が湧いてきます。

ほんとうの食の癒しというのは、万病をも癒してくれるものでなくてはいけません。身体は今の自分に合わないので美味しくないと感じているのに健康法に囚われて悦びもなく食べていては、元気をいただく食事もストレスを生み出してしまいます。

美味しくないと感じることは体が求めていないということです。乳幼児にはネギの成分は強すぎるので栄養価で考えない子供たちは本能で嫌がります。好き嫌いは体の声が聞こえている証なのです。理論理屈は本能に蓋をします。身体の声が聞こえていない囚われの食生活です。

昔から「良薬は口に苦し」といいますが、自分の体調に合った煎じ薬は甘草が加えられているからかもしれませんが、むしろ美味しい、甘いと感じます。快適な苦さです。不公平ですが胡椒は昆虫にとっては毒ですが、人間にとっては最良のスパイスになります。

具合の悪い時に母がとろ火でコトコトと炊いてくれたお粥は、一匙口に入れただけで瞬間に元気が湧いてきます。おかゆに栄養があるからではありません。実はおかゆは水分も多く塊もあり決して消化によい食べ物ではありません。おかゆは栄養以前のエネルギーなのです。栄養のお陰だったら吸収して元気が出るのに何時間もかかります。おかゆが母の氣であれば瞬時に元気・元氣をいただけます。

母の握ってくれたお握りは食欲のない時でも美味しく食べることができます。手間をかけることは、愛情をかけることです。手間を省くという行為は、「自分が愛されていない」というメッセージを子ども達に与え続ける行為に他なりません。子ども達は何一つ悪くありません。「子どもは親も食も選べない」のです。

お袋の料理には味付けの秘伝があるわけではありません。子供の体調を気遣う母の無償の愛が込められているから美味しいのです。おにぎりには『氣』が握り込められています。生命力のあるものは体も魂も喜ぶから美味しく頂けます。「医食同源」という言葉があるように、氣のこもった食事をいただくことが体を元氣にし、病気の予防にもなるわけです。

手間いらずのレトルト食品や化学調味料で味付けしたものでは目には見えない愛の力を求めるのは無理なことです。あなたの街の一角にも感動するほど美味しいレストランがあると思います。素材選びから火加減まで調理人の愛が込められているから体が素直に反応するのだと思います。母の愛も調理人の愛も素粒子です。つまり振動です。

太陽系や銀河系、宇宙は全て同じ物質（素粒子）から生まれています。愛は素粒子、感謝の心も素粒子。素粒子の振動数が増せば生命エネルギーの共鳴が起きてきます。生命体はかすかな光を発している。光子（photon《フォトン》）は素粒子の一つです。光子のエネルギーは振動数に比例します。ですから母の愛の素粒子が、子供の素粒子に働きかけると、命のエネルギーが高まってくるのも道理です。共鳴が起きます。これは免疫力というより目に見えない自然治癒力です。

目に見えるものしか信じることができないという人もいます。でも電球は目に見えない振動が可視化したものです。

美味しい料理は「塩加減がよい」ものです。生命の維持に欠かせない塩の加減を決めるのも調理人の愛情ですね。その塩も、工業生産された塩化ナトリウムではなく、できれば私たちが生まれた海の汚染されていない海水から作られた天然の塩でなくてはいけません。私たちが生まれた本物海水は3・7倍に薄めると失われた血液の代わりに点滴ができます。

もちろん点滴に使われる海水はある特定地域の海水を浄化したものです（キントン海水療法）。

一部の宗教でどんなに危機的な状況に陥っても輸血を拒否する宗派がありますが、彼らは血液の代わりに私たちが生まれた古代の海のPHに近い0・9％生理食塩水や代用血漿剤の点滴で手術を行い一命をとりとめることがあります。

かつて天然の塩はたいへん貴重なものでした。ローマ時代、兵士の給与の一部が塩で支払われていたということですが、食べ物には報酬、ご褒美の側面もあります。ラテン語の塩（salarium《サラリウム》）が変化してサラリー（salary＝給与）となりました。

日本でも江戸幕府の旗本や御家人の供与は「扶持米」と言い、お米の現物を支給されていました。石高の記された米の支給手形が配られていたのですが、自家消費の分を除いた残りを、米の仲介業である札差《ふださし》に現金に換えてもらっていました。

貨幣は流通していたのに主食のお米を年収にあたる石高として支払われていたということ自体、食と命、食べ物の尊さ、ありがたさを示しています。有難うは「有ること難し」です。

「和を以て貴しとなす」

ご存知のように聖徳太子によって制定された十七条憲法の第一条に出てくる言葉です。和の、のぎ（禾）篇は、いな篇とも言います。稲、つまり主食であるお米（食べ物）を皆（口）で頂くと仲良く（和）なれるのです。むろんお米だけでなく、食べ物に善悪はありません。どのような食べ物でも皆で頂けば和をもたらしてくれます。

不自然な囚われの食生活

葬儀の後に亡き人を供養するために皆で食事を頂きます。亡くなった人といっしょに食べることが供養になるからです。死んでも霊魂となり好物は変わらないといいます。仏前には生前の好物も供えます。私の父も家内の父もお酒が大好きでした。ですから位牌堂にお猪口を二つ並べてから家内も私もお酒をいだいています。

私は一物全体の自然食にとことんこだわった食品を開発してきましたが、それでも講演やセミナーでくり返しお話しさせて頂いていることは「食べ物に善悪はありません」ということです。肉が悪い、卵の摂りすぎはだめだ。これらの主張は私には食べ物に失礼だと思われてなりません。逆に糖質を断って肉を食べなさいという食事指導の健康法もあれば、玄米菜食主義もあります。それぞれに効果があり医療の現場でも取り入れられることも少なくありません。それはそれとして認めますが、食べることに柔軟さを失うとまるで宗教の戒律のようになります。食べ物に戒律的な善悪の縛りをつけ、自由が制限された食事は囚われの食生活と言わざるをえません。囚われからは不自由しか生まれません。不自由はストレスでもあります。万病のもとになります。

煙草も吸わず酒も飲まず肺がんや肝臓癌になる人もいます。もしもその方が定年退職を迎え、老後の健康を考えて一念発起して酒も煙草も断っていたのに癌告知を受けたとしたらどんなにか悔しいことでしょう。もちろん摂り過ぎはよくありませんが、現役時代から働きに働いてほっと一息喫煙し、適度に軽く酒をたしなみ、その日のストレスはその日のうちに解消していたら発癌していなかったかもしれません。何にも囚われないことはとても幸せなことです。幸せだから病気を呼び寄せることもなくなります。同様に「風邪を引く」、つまり引き込むこともなくなります。生きていくことは時として我慢と辛抱の連続です。その上に、食事まで楽しくない生活を強いられることは辛いことです。

健康法や食養生に価値基準があるとすれば、あなたにとって〈自然か不自然か〉ではないでしょうか。自分の本音、心の声に問うといいと思うのです。縛りや囚われを無くすと今まで見えなかったものが見えてきます。そもそも自分で自分を縛る自縄自縛では生きていくこと自体が我慢と辛抱の連続になってしまいます。楽にできないことを継続するにはさらに自分を縛る必要が出てきます。

この世に人として生まれたこと自体が奇跡といえるのに自分を縛るのは勿体なく寂しいことです。しかもあなたは宇宙にただ一つの存在です。とんでもなく強運の持ち主だから生まれてこれたのだと思います。囚われの世界を少しでも見直すことができましたら毎日が解放され楽しく愉快なことが増えることでしょう。

野生動物が、なぜ生き残ってきたか。彼らには栄養学の知識も、毒性学の知識も学校もない。でも、進化させた味覚だけで身体に必要なもの危険なものを見分けることができています。毒性のある食べ物を味覚で見分けて来たから絶滅しなかったのです。光が届かない海の底にいる魚は体中が味蕾細胞。人の10万倍も味覚が鋭く、光が届かなくても遠く離れた獲物のアミノ酸の濃度がわかります。昆虫も植物も味蕾細胞を利用しています。みんな味覚で生かされているのに、人間は、その味覚を添加物で狂わされています。私たちは人類が誕生して以来の危機に直面しています。食品添加物は化学物質です。食べ物ではありません。今日食べたものがDNAや精子、卵子に変わり、子や孫に生まれ変わる時代に生きています。食品添加物は出来るだけ摂りたくありません。

ちょっと重い話になりましたので、一息入れてください。実は毒にも薬にもなるのが食べ物です。一番毒になるのは〝嫌な人と食べる〟こと。食べ物は気の合う人と食べて下さいね。要するに、食べて楽しいと酵素活性がよくなります。しっかり消化もできるし多少の毒は解毒できます。

食べ物というのはお母さんのお握りなら、食欲がないときでも美味しいものです。おにぎりは無償の愛で握ってくれているから消化もいいし便秘にもならないのです。

愛情こめた朝食が招く現代の悲劇　エジソンも糖尿病だった

美味しい料理屋さんというのは、母の味と似たところがあります。お客様に美味しいものを食べてほしいという思いが食べ物に込められています。

空腹のときは何を食べても美味しいのですが、お勤めの人が出勤前に摂る朝食の時、果たしてお腹が空いているでしょうか？

以前は「朝食は食べなあかんよ。朝食を抜いた子どもが学校で倒れるんだよ。頭の回転が悪くなるよ」と、盛んに言われていました。それを信じて奥様たちは、夫や子の健康のことを考えて真剣に朝食を作るわけですね。

例えば独身男性が愛する女性と結ばれたとします。奥様が手づくりした朝食を、そのご主人は毎日欠かさず摂るわけです。そして朝食をしっかり食べる習慣を3年ぐらい続けると何割かは糖尿病予備軍になります。だから笑い話になるかもしれませんがご主人には朝ご飯を食べさせては駄目なのです。もちろん成長期の子供は除きます。

その理由を説明しましょう。日本は世界でも経済大国と呼ばれていますが、その最前線で働く人たちは総じて晩御飯が遅くなります。午後5〜6時に食べることは稀です。帰宅して午後8〜10時前後というのが普通です。

愛情をこめて作ってくれた食事なので当然美味しいから、ビールなど飲みながら沢山食べてしまう。そのまま消化しきれずに胃腸に未消化の食べたものが残った状態で次の日の朝を迎えると、奥様はご主人のために朝食を用意してくれている。あまりお腹は空いていないけれど、奥様の愛情に応えるためにもしっかり食べます。企業人たる者は、朝食でエネルギーを蓄えておかないと仕事にならないといった脅迫観念もあります。これが当たり前の習慣になると、朝食を抜くことが罪悪感のようにも感じられたりします。

こうして糖尿病予備軍で済めばよいけれど、食べすぎの病気は沢山あります。やがて買った服があわなくなり一度出た腹をへこますのには並々ならぬ努力が必要です。年を取ると人の細胞は減っていきますが、脂肪細胞が膨らんでカバーするという皮肉なことが起きます。

太古の昔から人間は一日二食で生き抜いてきました。食べ物にありつけない日もありました。世界的にみても朝食を食べる食文化が生まれ普及したのは近代以降です。

ではなぜ日本に朝食が広がったかというと、昔、道元という曹洞宗をひらいた偉いお坊さんがいて、中国から朝粥の習慣を持ってきたのです。それが朝食として武家社会で普及し、元禄時代になり武家から商家へ広がったと言われています。本格的に一日三食になったのは明治時代になり軍隊に若者を集める必要が出て来てからです。明治政府は「一日三食、いくらでも銀シャリを食わせるぞ、嫁も世話するぞ」と若い兵隊を集めたのです。世界的にはエジソンが1900年代初めにトースターを発明し『一日二食は体に悪い、健康のために朝食を食べよう』とキャンペーンを張ってからだといわれます。食べ過ぎの病気はここから始まったのかもしれませんね。エジソンも糖尿病だったと言われています。

誤解のないように言っておきますが、一日二食でよいというのは成人の場合です。朝食を食べないと力が出ないと言う人には、一汁一菜の粗食・少食をお勧めします。「古代食くろご・ペプチド」や「だし&栄養スープ」だけてもいいのです。ペプチドですから消化に負担がかかりません。細胞の新陳代謝が活発な成長期の子どもは別で、1日に5食でも6食でも食べさせてもよいのです。

満腹のリンパ球は働かない

通常、リンパ球は血液中の汚れを貪食して掃除してくれます。食べ物は栄養にもなりますが、消化できないものは、血液中にいろんな毒素として未消化物として表れます。お腹が空いたリンパ球はそれをお腹いっぱい食べて掃除をしてくれています。

それでは、なぜ〝朝食がダメか〟というメカニズムをご覧いただきます。

昨日の晩御飯が未消化で胃腸に残ったまま朝ご飯をしっかり食べると、リンパ球は異物の掃除で貪食して満腹なので、癌細胞が傍に来ても退治しないで無視してしまいます。写真は、癌細胞によってリンパ球が捕獲されている様子（写真＝6）です。（写真＝8）の画像はリンパ球が癌細胞に食べられているところです。なぜこういうことが起こるのでしょうか。

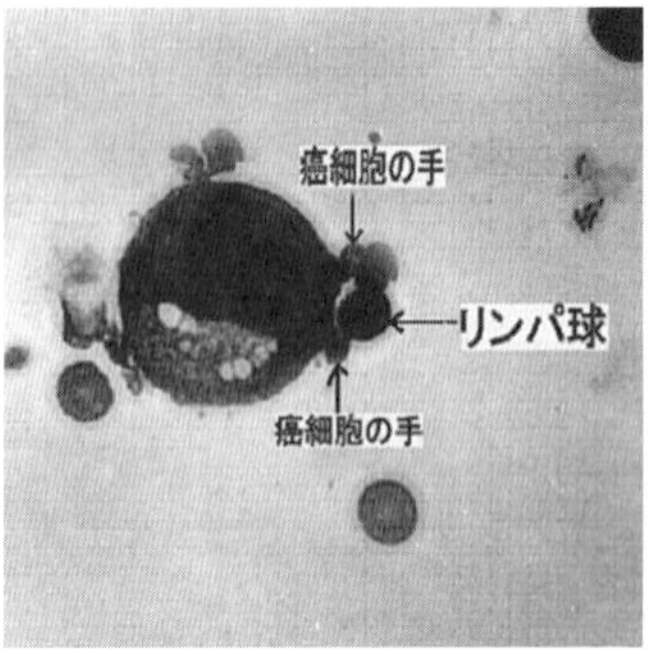

写真＝6

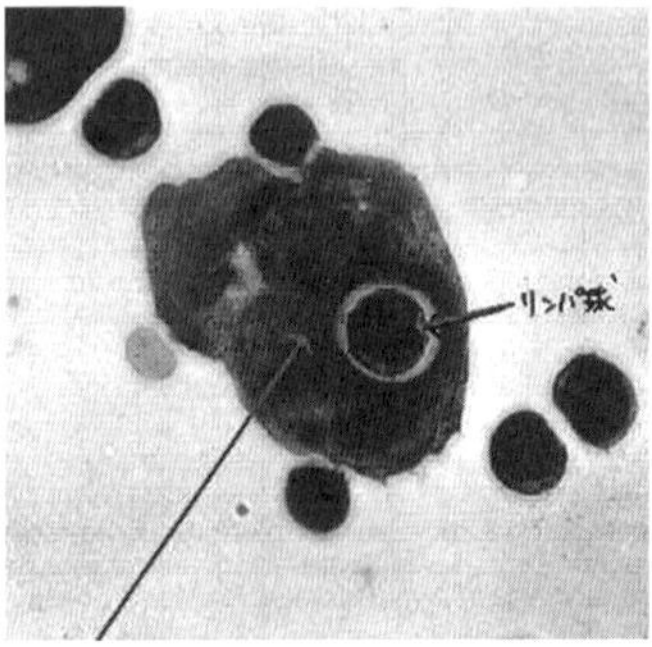

写真＝8

朝食は運命を変える要素が強い

良かれと思って用意した朝食が、ご主人の体の中でこのような現象を招いている。しかも職場ではストレスが山ほどあります。ストレスがあるとリンパ球も当然、元気がなくなってしまう。

朝食は運命を変える要素が強いのです。油ものが好きで朝食をしっかり食べる人ほどこういう現象が起きやすい。

今度は過食しない人の場合ですが、ＮＫ細胞が癌細胞を殺しています（写真＝3）。お腹が空いているとこの現象が活発になります。お腹が空いたリンパ球からしてみたら癌細胞ってごちそうなんですね。がぶっと食べてしまう。癌に食べられてしまうか、それとも食べてしまうのか、それは朝食に掛かっています。

人間は25～26歳を過ぎると、1日で細胞が10億個減って

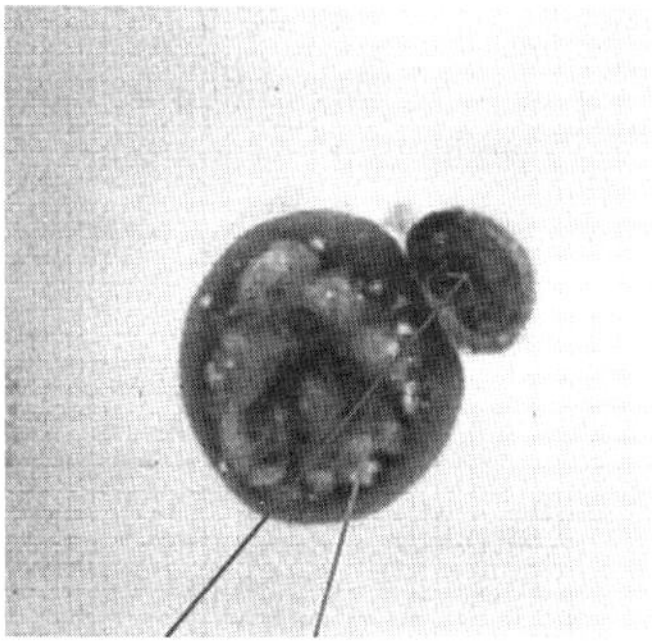

写真＝３　ＮＫ細胞が癌細胞に結合したところ

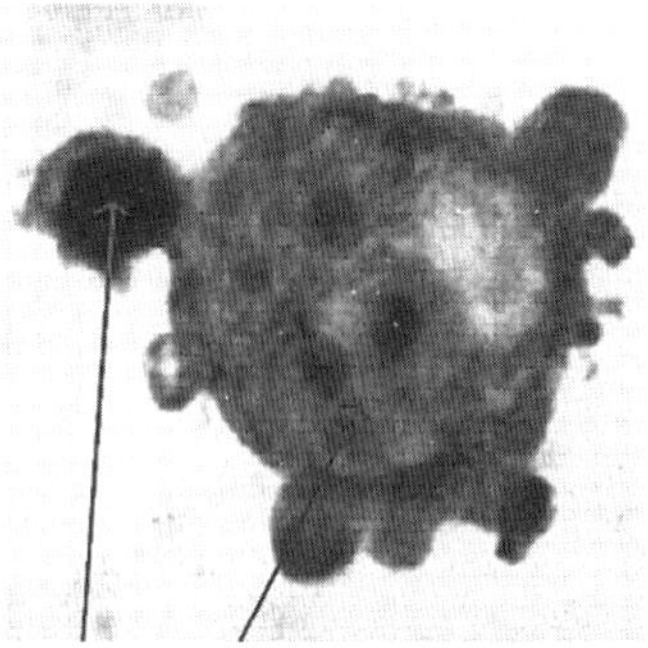

写真＝４　ＮＫ細胞が癌細胞に食いつき顆粒を打ち込む

くと言われています。日本人の平均寿命をみると、男性が81・09歳、女性が 87・14歳。いろいろな説があるのですけど、生理期間の年数がこの寿命の差に表れているという説もあります。子を生む女性は血液に溶け込んだ汚れたものを捨てる力が神様から授けられていて、男性より長生きするということです。

ところが健康寿命では、男性は介護を9年以上受けなければならないのですが、女性の場合はもっと悲惨で約12年介護が必要とのことです。親御さんの介護をした経験をお持ちの方もいらっしゃるかと思いますが、体の声は食べたくないよと言っているのに理屈で食べる朝食がそれを決めてしまう可能性があるとしたらいかがでしょう。

我々が今ここに存在する生命誕生の起源は37億年〜40億年前とかいろいろな説があります。シアノバクテリアかもしれませんが生命誕生の時代から祖先の一人が欠けたら私たちはここには存在しません。我々は40億年も前の強い祖先から

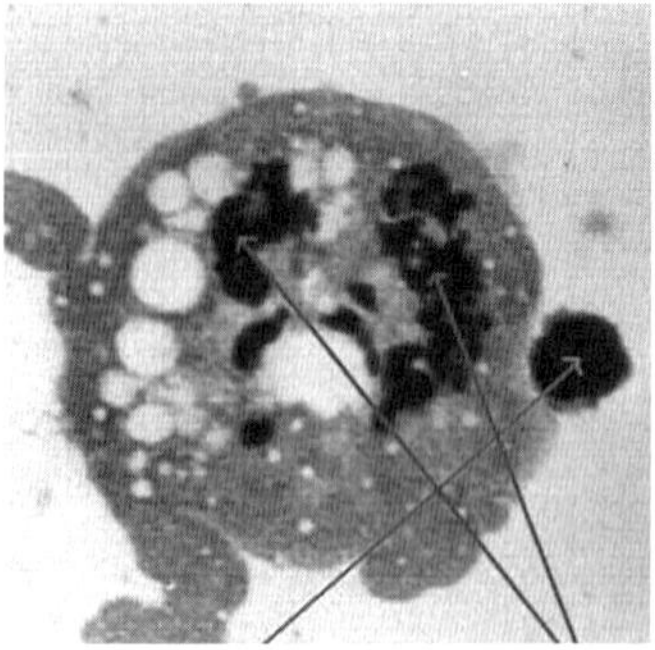

写真＝2　ＮＫ細胞が癌細胞のＤＮＡを切断破壊

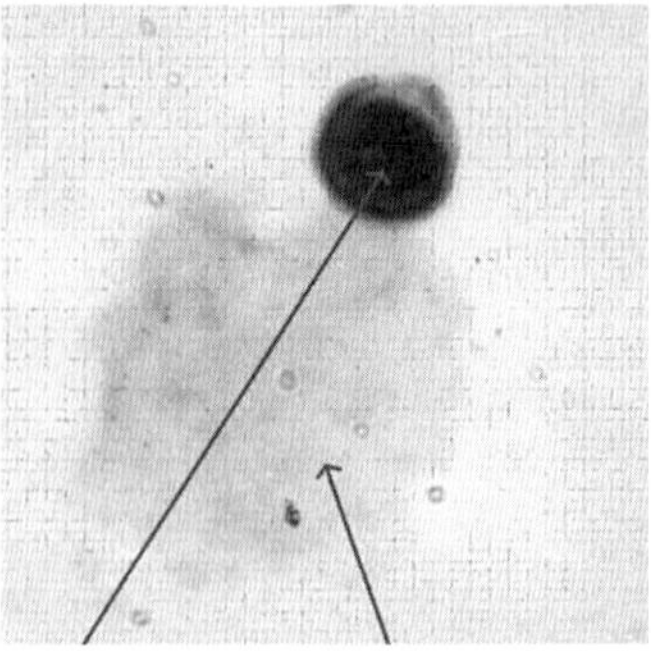

写真＝5　ＮＫ細胞が癌細胞を殺し消滅させた瞬間

いのちのバトンをいただけたので今ここで生きています。生物《いきもの》は自分のＤＮＡを残そうとします。

植物の世界もそうです。何代何世代と延々と続いても一つ弱い先祖が出てくると子孫が残せず種《しゅ》が途絶えます。

ところが農薬とか化学肥料が出てきて、本来は強者しか生き残れないのに弱者がそのまま成長してしまいました。どういうことが起きてきたかというと、食べ物に生命力がなくなってきて生命力の失われた食べ物を食べるようになってきました。つまり振動の少ない作物です。食べ物というのは栄養よりも生命力です。私たちはその生命力を頂くことが本来の食事です。空腹でもないのに朝から生命力の失われた食べ物を詰め込むと、完全な消化もできず腸漏れ症候群というように血液中にいろんな毒物異物（未消化物）として漂っていますが、ただでさえ前夜の未消化物の掃除で満腹になったリンパ球は朝できた未消化物の掃除には見向きもしてくれないのです。

時間医学で見えてくる食と健康

「朝ご飯を食べない方がよい」というもう一つの理由が「時間医学」です。時間医学とは生体リズムを研究する学問の考え方を医学分野に取り入れたもので、欧米では19世紀から研究が進められてきました。ある特定の病気が発症しやすい時間帯を見つけて、病気予防や治療に生かす試みを行っています。

例えば午前4時から正午までは、人の体では排泄の時間帯です。朝起きて黄色いおしっこがでるのは、腎臓が血液をろ過して汚れを集め排泄するという仕組みがあるからです。黄色い尿が溜まってくると自然に目が覚めるようになっています。排便もしなくてはなりません。それを邪魔するのが朝食です。食べると消化に血液を使うから排泄が阻害されるのです。

1日で10億個の細胞が減っていく体になってきても、食べる量を減らさないからおかしくなってくる。しかも朝食も摂るから排泄が不完全になる。夜中にできた老廃物をため込んでしまうのです。

正午から午後8時までの時間帯が消化に適しています。肉を食べたかったらお昼ご飯で食べればよいのです。だから夜8時を過ぎて、仕事で疲れ果てて帰宅したご主人の晩御飯で肉を出すのはちょっと可哀想ですね。たぶん消化できない。肉は消化に8時間ぐらい掛かります。ご主人の

午前4時〜正午迄	排泄の時間帯（老廃物や大小便の排泄）	特に30歳超えの方が無理して朝食を摂ると消化も排泄も中途半端になり残留します
正午〜午後8時迄	食事（栄養補給）と消化に適した時間帯	胃から小腸に運ばれる時間を考慮すると19時までの夕食がベストです
午後8時〜翌朝4時迄	吸収と代謝修復の時間帯	夜遅い食事は夜中も胃に残り負担がかかります。軽めの夕食がお勧めです

消化器は朝まで休むこともできません。

夜8時から朝4時までは吸収と代謝の時間になりますが、この間には修復も行われます。夜、10時以降から体の修復が始まります。ちなみに「だし&栄養スープ」の場合はペプチドなので消化酵素が一切いらない。すでに消化された状態なので、夜寝る前にも飲んでも体に負担を与えません。

時間医学ではさらに興味深いエピソードがあります。これは毎日の生活に応用できます。

午前2時〜3時は、胃や十二指腸潰瘍の痛みや発作が多い。午前3時〜5時には虫歯が最も痛む。また夜勤の人が最も眠くなって、夜の工場で事故が起きやすいのもこの時間帯です。喘息の発作も起きやすい時間です。だから喘息の発作の予防薬は夜寝る前に飲むと副作用も少なく効果的です。

体温が下がった朝4時から5時台に男性の自殺が多くなります。だから、うつ病は寒くて体温が下がる11月から3月の間に多いのです。1日で体温が最も下がるのはこの4時から5時です。

７時、午前中はインスリンの分泌が少ないので、糖尿病の方、糖尿病予備軍の方は極力朝食を少なめにし、昼食に重きを置くようにします。

普通、体は信号を発します。その信号に素直に従うのが野生動物。野生動物というのは病気になったらじっとして食べないで治します。体の酵素を消化に使わずに体の快復の方に使うわけです。誰か教えてくれる人がいたのでしょうか？　凄い知恵です。

15時から16時の間に運動能力が最大になります。陸上競技の１００メートルの記録を狙う大会があるとすると、決勝戦をこの時間帯に持っていくと日本でも９秒台が出るかもしれません（決勝のスタート時間はわかりませんでしたが、日本で初めて９秒台が記録されたのが２０１７年９月桐生祥秀による日本インカレ１００メートル決勝）。一方で交通事故の死亡率が最も高くなるのもこの時間帯です。また虫歯の痛みが和らぐ時間帯でもあります。

どんなにおいしい食べ物でも生体リズムによって消化・吸収、代謝され、排泄もスムーズに行ってこそ健康体を保つことができます。毒素となる老廃物を代謝できなくなり、浄化システムに異常をきたしたとき、体は何らかの症状を訴えて黄や赤の信号を発します。その意味でも、時間医学は生体リズムの大切さを改めて教えてくれます。

健康指導家ほど早死にする傾向

修行中のお坊さんの食事は精進料理ですが、普段の生活の中では肉食もされる方がほとんどでしょう。その一方で、宗教的な信念と信仰によりベジタリアンになったり、一汁一菜の質素な食事を続ける人もおられます。このような方たちにとって、栄養学的にどうなのかという世間一般が気にすることはあまり問題になりません。精神的に安らかな生活そのものが氣の栄養となるからでしょうか。特別な健康法などしていなくても、血色がよく顔色もつやつやしている方がおられます。

誰しもが健康で長生きしたいと願っていますから、健康関連のグッズとともに健康法も巷にあふれています。とくに女性に関心が高いダイエット健康法といった類のビジネスはたくさんあります。ある健康法を忠実に実行し顔色が煤《すす》けるように黒くなり、痩せて生気もなくなっている方がいらっしゃいます。あなたのお知り合いにもいらっしゃるかもしれません。意外かもしれませんが健康法の指導家に短命な方が多いのです。

鏡にはやつれた姿が正直に鏡に映るのに、それでもその健康法をやめない方が多くいらっしゃいます。私の友人がある健康法を信じるグループの方たちの血液の栄養分析したところ、ほとんどの方が栄養失調状態だったといいます。世界的にジョギングのブームを起こした『奇蹟のランニング』の著者ジェイムズ・フィックス氏もランニング中に心筋梗塞を起こし52歳で突然死しました。

また、一時期流行っていた糖質制限のもととなるアトキンスダイエット（低糖質ダイエット）の提唱者であるアメリカの医師ロバート・アトキンス博士は、72歳という若さで亡くなりました。直接の死因は23kgのリバウンドによると思われる転倒事故による頭の強打でした。亡くなった時の体重は１１６キロもあり糖質を制限し89kgまで絞った身体が短期間に一気にリバウンドし転倒事故に繋がったものと思われます。心臓病もカルテに記載されていたそうです。

糖質制限は心臓や腎臓に負担が来ることは近年わかってきました。宗教的な力を持つ健康法から自縛を無くすのは大変なことです。食べ物には善悪はありません。糖質や、逆に肉を否定することはとても不自然です。たとえ信頼できる健康法を実践していても心の声を聴きながら柔軟な自分を失わないで大切にしていただきたいと思います。

負の意識が病気を作る

ネット情報社会になってＳＮＳなどの普及により、情報伝達のスピードがますます加速されると同時に、いわゆるフェイクニュースも一気に拡散されるようになりました。

真偽はともかく一度炎上して拡散された噂（フェイクニュース）を鎮静化させるのは大変なことです。そうした情報によって人々の意識の中にインプットされた「負の意識」は、人々の行動を左右する力があります。

ダイエットのやりすぎで拒食症になったという女性の話はよく聞きます。よくよく聞いてみると、その女性の体重はごく普通だったということです。ところが、世にあふれたダイエット信仰のせいか、もっと痩せなくてはいけないという「負の意識」が意識を支配するようになってしまったようです。

「私はちょっと太りぎみだけど、ふくよかでお肌の張りもあって気にしない」と思えばダイエット信仰は存在しません。

病気も体調不良も意識から消えてしまえば存在しないことと一緒です。不幸な出来事を含め、全ての現象は私たちの心の反映が現実の形をとって現われたものです。生きていくなかで逆境の時、よきことを連想するには心の技術とプラスエネルギーが必要です。しかしマイナスのことを思うには技術も努力もいりません。

負の思いは実現しやすいのです。さらに生気も奪われ消耗していきます。日々の血圧の数値に囚われ一喜一憂し基準値を少しでも上回ろうものなら、負の連想は血管が破裂した自分の姿までイメージしてしまいます。想像は創造に通じます。良くないことを想像した心が、病を呼び込みそのまま現実化することもあります。

年齢とともに血管は固くなります。徐々に固くなった血管で脳や各臓器に栄養や酸素を遅滞なく届けるためには血圧を上げて血流を良くしないと届けられません。

ところが、血圧が１４０や１５０そこそこでも、「血圧がちょっと高いから」と医師に言われるがまま、降圧剤を飲み始める人が増えています。これも言うなれば負の暗示には逆らえないのです。１００年弱続いた水銀式血圧計の目盛りは３００まででした。３００を超えると血管が破れるからそれ以上必要なかったという話を聞いたことがあります。つまり「２００前後では破れることはないし元気なものだよ」というドクターもいらっしゃいます。私自身も血圧が高くないと仕事もはかどりません。

よく考えてみてください。年齢に応じた血圧上昇は自分の命を守るための自然な体の反応であり、機械にはできない複雑な生命活動です。降圧剤で無理やり生命活動を邪魔したら大変です。血管が破れる姿を想像し恐怖心から降圧剤をまじめに飲む方ほど脳に血液が運べなくなります。

脳の酸素不足、栄養不足となり降圧剤によるよどみがちな血流では流れの悪い水洗トイレと同じです。小さなゴミを元気のいい血流で流せないから詰まって脳梗塞や認知症にも罹り易くなります。寝たきりを増やすのであれば何のための血圧を下げるお薬でしょうか。ましてや人にとって最も大切な栄養である塩を控え、味気ない食事を摂っていては食の癒し効果もありません。これも囚われの悲劇です。美味しく楽しく食べている方は生命力にあふれています。正しい食生活よりも愉しい食生活です。

生命活動に不可欠な塩

高血圧や糖尿病予防のためにと、減塩レシピや健康法がいまも盛んに言われたりしています。しかし、塩は生命維持に不可欠な栄養素であることを同時にアピールしないのは片手落ちというものです。

海水から雑物を取り去った塩化ナトリウムだけの塩は、薬品と一緒ですから、薬と同じように摂りすぎると血圧が上がり有害です。しかし雑物を含む海水天日塩などのほんものの体液に近い塩は、カリウムやマグネシウムも含まれているため血圧を安定させ、食物の素材の生命力と味を引き出してくれます。海水に含まれる雑物とは85種類を超えるミネラルや酵素です。この雑物は複雑な生命活動に必要不可欠なものです。海水天日塩は生命活動に必須なミネラルの宝の山です。

塩分不足になると筋肉が緩み老廃物が排せつできない。筋肉が緩むと汚れたものと新しいものとの物質交換が滞り血液が汚れるのです。ナトリウムやカルシウムで心臓は収縮し血液を送り出します。カリウムやマグネシウムで拡張し血液を心臓に戻します。減塩しすぎると最悪心停止が起きます。

塩は胃酸の原料となります。空気や水のようになくては生きていけない大切な栄養素です。体内で塩分に水素がくっつくと塩酸になります。胃酸の原料になるのです。ですから過度に減塩すると胃酸の消化力も失われ、食べ物がお腹の中で腐敗しやすくなります。悪さをする菌もカビも殺菌できません。

体内は高温多湿です。消化されない食べ物は真夏の屋外に出しっぱなしの生肉のようになります。食べ物が完全に消化管を通過するには、便秘気味でない人でも24時間から72時間もかかるわけですから、胃酸の原料である塩を食事から減らすというのは消化力を衰えさせ寿命を縮めるようなものです。

皆さんご存じのように砂糖には電気は流れませんがお塩には流れます。塩は電解質ですから体の発する電気信号を全身の細胞に伝えるためにもなくてはならないものです。

副腎皮質から分泌されるアルドステロンというホルモンは、貴重な塩分が尿から失われるのを防ぐ作用があります。腎臓に作用してナトリウム（塩分）を再回収するのです。人類は海から生まれ地上に上がりました。地上で生きていくには塩分の垂れ流しでは生存できないから、排泄される塩分を再回収するように進化したわけです。

南米アマゾンに住む先住民族のヤノマミ族は、人口はわずか2万８０００人ほどということですが、彼らは塩分を全くとりません。調味料としての塩が採れないので、魚肉類の食べ物に含まれる塩分で補っているようです。彼らはアルドステロン血症を呈するのですが全く血圧が上がらないのです。生存するために蓄えられた食べ物に含まれる塩分をくまなく吸収できる民族です。

減塩を奨励する医師や栄養士のグループは、まさかこのような民族を事例にあげて減塩理論を展開しているのでしょうか。日本人を含めほとんどの民族は塩なしでは生きていけません。過度の減塩は循環器系の病気を呼び込み寿命が縮むことも分かってきています。

塩分不足で消化力が弱くて炭水化物が腐敗してもあまり弊害はないのですが、肉などの腐敗毒である腐敗アミンやその分解物の硫化水素は非常に毒性が強いのです。蛋白質由来の発がん性のある毒は腸壁を通じ全身に吸収されます。塩のもたらす消化力は栄養の吸収を促進し生命力そのものを強化します。ですから塩を恐れる必要はありません。塩の種類を選べば減塩する必要もありません。

赤い血潮という海

生命力のバロメーターともいえる塩の話を続けます。

日本人は民族的に胃酸が少ないと言われています。胃酸が出ない無酸症の人もいます。胃酸が少ないとカルシウムなどのミネラルの吸収も阻害され消化酵素の分泌能力や活性も損なわれます。

意外ですが、胃潰瘍と言われる方の胃酸の分泌量は多いのではなくむしろ少ないのです。食べ物や飲み物で希釈されていない空腹時には強酸性のpH１〜１・５であるべき胃酸のpHが、胃潰瘍の方は平均で６・５とpH７以上のアルカリ性に近く、カルシウムも含め消化吸収能力が低いことが分かっています。

胃酸が少ないと何よりも口から入った菌の殺菌ができません。代表的な食中毒菌は16種類も厚生労働省から指定されています。

胃酸の分泌を抑える制酸剤も同様の危険があります。胸やけがするからと言って安易に胃薬を飲むと胃がんの原因の一つとされるピロリ菌の殺菌も思うようにいきません。さらに胃酸や消化酵素から胃自体が溶けないようにするための胃表層粘膜のムチン層を作れなくなり、胃そのものが溶けてしまいます。するとピンホールのような小さな穴ができてそこはピロリ菌の安全な住み家となるのです。

「地の塩」という言葉があります。塩が食べ物の腐敗を防ぐことから世の中の腐敗堕落を防ぐ道徳的な人々に与え得られた言葉です。塩は悪ではなく道徳の基準にもなっているのです。

血圧に悪いと思いこんだ過度の減塩は思わぬ体調不良を招きます。減塩に囚われず好きな味付けをした日々の食の癒しは薬を上回る健康をもたらしてくれます。塩抜きで美味しいものを調理するのは、どんなに料理上手でも無理があります。

塩断ちの刑

江戸時代の刑法は自白主義でした。犯した罪にもよるのですが九両三分二朱までは死刑にならないが十両を盗むと死刑になるので残りを絶対に白状しない凶暴でしぶとい罪人がいました。拷問で石を抱かされても白状しない罪人には最後の手段として緩やかな「塩断ちの刑」がありました。強情で拷問でも白状しない罪人には奥の手の「塩断ちの刑」といって毎日「塩抜きの食事」を与えられたそうです。しばらく続けると、囚人は「ふらふら」になって、何でも自分から自白し始めるそうです。強情な犯罪者もなんで自分が白状するのか訳が分かりません。

今でも日本の刑務所では元気の出る塩気を控え、魚や野菜中心の食事になっています。受刑者がおとなしくなるからです。このような食事で糖尿病も高血圧もアルコール性肝障害も治ってしまい、刑期を終えた後は健康な体で働けるようになり再犯率が下がるそうです。

過度な減塩は拷問です。減塩で健康になると信じて、自分で自分に拷問をかけるわけですから長生きするわけがありません。衰弱死さえ起きてしまいます。断食でお塩を摂らないと死亡事故も起きてしまいます。なにかにつけていわれる減塩に囚われ自分で自分に拷問をかけることがあってもいいのでしょうか。癌や腎臓病を含む減塩療法はとても不自然なことと思われてなりません。海水天日塩であれば好きな味付けができるのにと思います。

賛否諸説がありますが、癌を無塩食と大量の野菜ジュースで治す「ゲルソン療法」というものがあります。欧米で実績のある自然療法ですが、ここでは食の癒しをもとに考えてみます。

ゲルソン博士が癌細胞の中にナトリウムが多いことに気が付いたことから無塩食を療法に取り入れられたのですが、欧米人には適していても日本人には無塩は苦痛が多く耐えがたい療法です。欧米人に合うものが日本人に合うとは限りません。

入院し管理されゲルソン療法を受けるならばともかく、自宅で行うには200ccから300ccの野菜ジュースを日に13回も飲むことはあまりにも手間暇かかります。制約も多く協力してくれる家人もストレスにさらされます。

野菜ジュースを摂るにしても野菜そのもののカルシウム量も硬水地帯の欧米と日本のカルシウム、マグネシウムの少ない軟水で育った野菜とはミネラルバランスも異なります。20倍ほども異なることもあります。また、野菜にはカリウムが多いので体内からナトリウムの排泄を進めて体温も下がります。それでもゲルソン療法は癌患者の拠りどころになっています。食が変われば身体が変わります。味覚も同様です。電解質異常（塩分不足）に気を配って実践すれば、ゲルソン療法は化学を排し、味覚を取り戻す療法でもあると思います。

日本人すべてではないでしょうが、過度な塩分制限をすると、不整脈や最悪、心停止も起こりかねません。ナトリウム・カリウムポンプというように、心臓だけでなく筋肉はナトリウムイオンで収縮し、カリウムイオンで弛緩するので、勢いよく血液を送り出すことも全力で走ることもできるのです。

赤い血液を血潮というように海から生まれた人類は体の中に血潮という海を持って地上に上がりました。世界的に見ても日本人は塩分を多くとる民族ですが世界で最も長生きです。本当に塩が身体に悪ければとても世界の男女平均寿命ナンバーワンにはなれません。塩分を摂っても摂らなくても癌は治りますので、癌と塩の関係はないものと考えていいと思います。

九州大学名誉教授である川崎晃一博士の発見ですが、朝昼食にやや塩を控え、夕食時に塩分を多く摂るとむしろ血圧は低くなることを突き止められました。つまり夕食は塩の味付けも控えず醤油もソースも怖がらず思いっきり美味しいものを食べてもいいのです。お陰様で一つ塩分の縛りから解放されました。これも時間医学です。

昔から食べ物の保存には梅干しや塩漬けの鯨肉のように粗塩に漬けこみます。さらに砂糖漬け、アルコール漬けというように合成化学物質のない時代の保存方法ですから塩や砂糖、アルコールは体が拒否しない最良の保存料なのです。何も恐れる必要はありません。この三漬けを摂ると体が腐りにくくなるというより腸の中身が腐りにくくなるわけですから健康に悪いはずがありません。美味しく食べて寿命が延びるのですから塩、砂糖、アルコールはいいこと尽くめです。過食が良くないのです。

「誰と何処で、いつ食べるか」が大切

ある人が知識と理屈で考え、甘いものも我慢して禁酒、禁煙、減塩をしました。ところが思いとは異なり明日をも知れない病気となった時に、友から亡くなる前にやり残したことはないかと尋ねられ、「蕎麦を思いっきり濃いつゆにつけて食べたかった」という落語のような話になるのは避けたいものです。

生蕎麦はさらさらとたぐり、先の方にほんの少しそばつゆをつけて噛まずにのど越しを味わいます。粋を大切にした江戸っ子の小噺は、現在の人には分かりにくいと思いますが、出汁と醤油のうま味と塩の効いた蕎麦つゆをたっぷりつけると「蕎麦の香りがわからねえ」という粋な見栄っ張りです。

塩は電気を通し、砂糖は通しません。ですから砂糖は食べなくても生きていけます。でも砂糖には素晴らしく癒し効果があります。

江戸時代、砂糖はとても貴重品で気鬱の薬として薬種問屋で売られていました。実際、あまり精製されていない昔の砂糖や黒砂糖はミネラルなどの夾雑物が多く体にとっては栄養と呼べるものでした。

ところが現代の苛性ソーダなどで精製を繰り返した精白糖や、遺伝子組み換えのトウモロコシなどから酵素分解などで作られた「異性化糖」は、純粋に甘味成分ですから血糖値を乱高下させ膵臓に負担をかけます。このような糖質だけの食べ物は自然界にはありえないものですから体は対処に慣れていません。むしろ対処しきれないのです。

異性化糖は清涼飲料水にもスポーツ飲料と言われるものにも大量に含まれています。コーヒー飲料などを気分変えやストレス解消にと日常的に、日に何本も飲むのは不健康な肥満のもとですし、糖代謝を狂わせます。異性化糖を溶かし込んだ水にタール色素や炭酸で味付けした液を毎日ペットボトルや缶で何本も飲むのは異様な光景です。健康を考えると化学物質を鯨飲するのと変わりません。

自然か不自然かで判断してください。異性化糖は吸収の緩やかなお米やお芋の甘さと同じものではありません。お薬と一緒のようなものです。一気に吸収され体の調整能力を超えてしまうのです。否定することはありませんがとても不自然なものです。不自然と分かれば摂りすぎることもなくなります。

食に理屈はいりません。何を食べると体に良いかでなく「誰と何処で、何時（いつ）食べるか」が大切なのです。お祭りの夜、絵の具のようなお菓子を食べても、添加物のオンパレードのようなものであっても、楽しくて嬉しくて毒にはなりません。愛しい人と食べたらどんな毒でも美味しくて肝臓も喜んで処理してくれそうです。

だから食事は嫌な人と食べることはできるだけ避けたほうがいいのです。それこそ砂をかむようで味もわかりません。食べ物の命を奪っているのに食紅に染まった縁日の焼きリンゴが体に悪いと言われたらリンゴがあまりに気の毒です。嫌な人と食べて砂の味に変わった食べ物にも気の毒です。食べ物に善悪はなく、囚われの心こそが問題だと思います。

第4章

生命のセンサー・味覚のちから

添加物よりも味覚を破壊する酵母エキスとタンパク加水分解物

近年、無添加と表記された加工食品の中には、「酵母エキス」や「タンパク加水分解物」を使用したものが数多くあります。しかし食品とされる酵母エキスやタンパク加水分解物には、食品添加物の化学調味料以上に味覚を錯覚させ狂わせる力があります。体が必要とする栄養の実態がないのに脳には「栄養がいっぱいあるよ、どんどん食べようね」と食欲を増すように勘違いさせるのがこの二つの、分類上は食品と表記された人類が初めて食べる食品？　といわれる物なのです。化学調味料より味覚を狂わせるこの二つを使っている製品の無添加表示はようやく２０２４年４月から禁止されました。

酵母エキスの製法方法

酵母という呼び方にはとても身体にいい響きがあります。お味噌や漬物になじんだ私たちには「酵母」というだけで「身体にいいんだよ」との響きがある魔法の言葉です。多くの方々は酵母エキスは身体にいいものと思い込んでいると思います。

少し詳しくご説明させていただきます。限りなく食品添加物に近い酵母エキスが何故添加物でなく、食品欄に表示できるかというのは、どういう訳か食品として認可されているからです。原料の酵母を塩酸で溶かして精製しただけだから、製法が比較的に単純だから食品扱いだそうです。「酵母」は、パンや味噌や醤油などをつくる際に欠かせない微生物ですが、「酵母エキス」というのは文字通り、微生物の酵母が持っているうま味成分を塩酸もしくは酵素、酵母自体が持つ自己消化酵素で分解するなどの方法で抽出・加工して粉末やペースト、液体化したものです。

酵母エキスやタンパク加水分解物がなぜ多くの加工食品に使われているのかと言えば、添加物の王様、グルタミン酸ナトリウムよりも複雑なうま味があり、おまけにパッケージの裏表示には添加物ではなく、食品の欄に表示できるからです。添加物以上に脳を錯覚させるのに「身体にいいものだよ」と表示できるわけです。

酵母エキスの活用法ですが、食品メーカーは１００キロの製品を作るのに僅か０・１％、１００ｇの酵母エキスを加えるだけで味が決まるので、もはやなくてはならない原材料になっています。商品を構成する主原料は、原材料欄に表示できるように、入っているだけでいいのです。鮮度も部位も関係ありません。味は酵母エキスでつけることができるからです。つまり主原料の持つ本来の美味しさは必要ありませんので、限りなくコストを抑えることができます。原料として表示できればいいわけです。酵母エキスはメーカーにとってとんでもなく都合よく使えます。

酵母エキスの本当の問題点は酵母エキスに使われる酵母がもはや自然のものでないことです。

より効率的にうま味を産生する酵母に改良するために、選別したうま味を多く作り出す酵母に放射線を照射し突然変異を人為的に惹き起こしています。9割の酵母は被爆に耐え切れず死滅しますが、生き残った一割の酵母の中からうま味成分をたくさん含むものを選び出し培養します。また突然変異を起こす薬品を使うこともあります。一部では遺伝子組換え操作をした酵母が使われているケースもあります。

最近ではゲノム編集された酵母も開発されています。酵母のDNAを鋏で切って都合よく繋ぎ直すのです。目に見えない酵母のDNAをステンレスの鋏では切れませんので遺伝子組み換えで鋏の役割をするたんぱく質を作り出し酵母に埋め込み、あらかじめプログラミングしていた排除したいDNAを切断し、そのいらない機能を失わせて都合よく改良します。

しかしそのままでは遺伝子組み換えのたんぱく質が残ってしまいます。酵母は生き物ですので一世代培養するとそのたんぱく質が消失するので表示義務がなくなります。もう食べ物の世界ではないですよね、そこまでする必要があるのでしょうか、だんだん自然から離れていくようです。

私たちのホメオスタシス、生体恒常性は外から入ってきた異物から自分を守るため、その物質が、自然か不自然かで排除するか受け入れるかを判断しています。DNAの記憶とでもいうのでしょうか。人が本能的に蛇を怖がるのもDNAの記憶と考えればわかりやすいと思います。味覚を取り戻すと酵母エキス、タンパク加水分解物で作った味をとても不自然な味に感じて受け付けなくなってきます。私たちのホメオスタシス、生体恒常性も一度は彼らに操られたのかもしれませんが、味覚を取り戻し一日も早く正気に戻らないといけないと思います。

私の大好きな日本酒も都合の良いようにゲノム編集された酵母で作られたものが増えていますす。このこと自体は技術の進歩でもあるのであえて否定せず美味しくいただいていますが、時々無性に自然酒が欲しくなって、昔から蔵に住み着いた酵母で醸造された自然酒も取り寄せて頂いています。

酵母エキスは、自然界ではあり得ない強いうま味が特徴です。酵母エキスが使われた食事を続けていると、自然の優しいうま味を気の抜けたような味に感じるようになる可能性があります。本当は可能性ではなく自然のうま味が分からなくなってきます。

不自然にうま味の強い食事を摂取しつづけると、美味しいものが食べたくなるとより強い化学的なうま味が必要になってきます。負のスパイラルです。悪循環に陥ります。食材本来の美味しさが感じにくくなる可能性や、やめられない止まらないと自分でコントロールできない習慣性が日常となるのが酵母エキスやタンパク加水分解物が身体に悪いのではと言われる理由の一つです。やめられない習慣性というのは不健康であり、不自然なわけです。

私は子供のころに父の知り合いの漁師の船に乗せてもらってウニ漁や鮑漁《あわびりょう》に連れて行っても

らったことがあります。素潜りで獲った鮑を殻からナイフで切り離しバケツに汲んだ海水でぬめりをとって丸ごと齧《かじ》ったあの衝撃的な美味しさを忘れることができません。栄養以前の生命力にあふれた旬の食べ物にはどんな調味料も不要です。海水だけでとんでもなく美味しさが引き立ちます。

私たちが鮑に化学調味料や酵母エキスを振りかけて食べるような民族にならないことを祈っています。調理素材が栄養以前の生命力に満ちていればそのままでいただくほうが美味しいにきまっています。現代の七不思議なのですが流通している昆布製品には天然のグルタミン酸が豊富なはずですが、グルタミン酸ナトリウムやタンパク加水分解物が添加されているものが数多くあります。不自然さに首をひねってしまいます。その理由は原料の醤油にグルタミン酸ナトリウムが使われているからだそうです。本物の丸大豆醤油を使っていないことになります。原料の醤油が酵母エキスやタンパク加水分解物を使っておれば、表示されない。なんとも不思議な法律です。

酵母エキスやタンパク加水分解物が必要となる背景には農薬や化学肥料で農作物に生命力が失われてきたことも、商業的にハウス栽培が増え季節がなくなり旬の美味しさが失われてきたこともその説明になります。

タンパク加水分解物の製造方法・人毛醤油

タンパク加水分解物も同様で、原料はタンパク質を含むものであれば廃棄するようなものでも何でもいいのです。大豆油はヘキサンというシンナーのような化学溶剤で効率的に絞りだします。後の売り物にならない残渣、脱脂大豆といわれるものには、カスカスであってもタンパク質が残っています。

この脱脂大豆は立派な原料になります。１００℃に加熱した塩酸水で数日間加熱しながら加水分解してうま味のある植物性アミノ酸を抽出できるのです。もちろん劇物の塩酸は同じ劇物の苛性ソーダで中和します。原料はタンパク質が残っている骨にこびりついた肉、大型魚を捌いた捨てる部分、クズ野菜、小麦、トウモロコシ、ジャガイモなどです。塩酸で溶かす以上、発がん性の認められたクロロプロパノールという塩素化合物が生成される可能性もあります。もちろんメーカーは細心の注意を払っていますが時々スーパーなどで買った食品におまけでつく合成醤油などからクロロプロパノールが検出されることがあります。値段には理由があるのです。

加水分解とは水分解ではありません。塩酸水分解です。

戦中戦後の物資不足の時代、美容院や理髪店から集めた人毛で人毛醤油が作られたことがあります。髪の毛はタンパク質ですから10％濃度の塩酸水で24時間煮沸後、ろ過し苛性ソーダで中和させたそうです。取れたアミノ酸液に、塩、カラメル色素を加えれば人毛醤油の出来上がりです。タンパク加水分解物の製法と原理は同じです。ちょっと怖いお話をしますが屠殺場では処分に困るほどの家畜の血液が出ます。血液はヘモグロビンです。ヘモはヘム鉄です。グロビンはタンパク質です。つまり血液を塩酸水で煮詰めるとタンパク加水分解物ができることになります。

人の脳は栄養があるものを美味いと感じます。美味しいものを楽しく食べると少量で必要な栄養が満たされます。栄養が満ちると満足して食欲が納まるようになっています。ところが添加物で作った加工食品を食べるといつまでも栄養が入ってきません。危機を感じた脳からは、もっと食べよ、もっと食べよと指令が出ます。指令に従い食べ続けて肥満になり、子どものうちから成人病予備軍になってしまいます。

例えばインスタントラーメンの主原料には身体が要求する栄養素がわずかしか含まれていないのであたかも栄養豊富なものに、つまり美味しく感じるように脳の報酬系を錯覚させる必要があります。リピートしてもらうためです。そこでタンパク加水分解物を加えると、大量の豚骨や鶏殻で長時間煮だしたラーメン屋さんの本物の骨のボーンブロススープと変わらない味がインスタントで作ることが可能になります。

有名店の味を再現したというインスタントラーメンが売られていますが味再現のプロの手によって添加物や各種エキス、タンパク加水分解物などを駆使し見事に有名店の味が再現されています。お店では添加物は使ってないと思うのですが。
私はラーメン屋さんが精魂込めて骨から長時間煮だしたボーンブロススープにお塩だけ少々加えたものをメニューに加えてくれたら、ぜひ１０００キロ離れていても飲みに行きたいと思っています。

タンパク加水分解物の問題点はうま味成分の抽出に塩酸を用い長時間煮詰めたことにあります。加水分解とありますが正確には塩酸水分解になります（塩酸以外の成分で加水分解するものもあります）。塩酸を苛性ソーダで中和することも問題です。苛性ソーダも塩酸も薬局で買うときは毒劇物ですので認印が必要です。ともに目に入ると角膜が解けて失明します。塩酸を使えば遺伝子に傷が入ります。食べ物としては極めて不自然なのです。以前は認印があれば薬局でも買えていましたが最近はどこの薬局も売ってくれません。薬局がお客様の要望に応じて取り寄せようにも今度は問屋が卸してくれません。買う人は不審者扱いです。そのような毒劇物で製造したタンパク加水分解物は塩酸で火傷したら皮膚がただれるように食べ物のＤＮＡ・遺伝子が火傷してしまいます。私たちが食べ物を頂くことは動物や野菜の遺伝子を頂いていることになります。遺伝子組み換え食品が危惧されるのも組み替えられた遺伝子を食べることの安全性が分からないからです。今、日本では壮大な人体実験中です。極端な言い方で申し訳ございませんが

1億2400万人が自分でお金を出してボランティアの被験者になっています。異常事態です。

「カロリーゼロ」は危険な甘み

人の体は、エネルギーになる糖分や脂肪などが美味しいと感じられるように、その時必要な成分をより多く欲しがる仕組みになっています。たとえば疲れたときに甘いものが欲しくなったりするのは糖分でエネルギーを補給するためです。

しかし近年は飲料水の中に異性化糖、サッカリン、アスパルテーム、ネオテーム、スクラロース、などの人工甘味料が大量に使われているので、普段からこうした飲料水を飲む人たちの甘味センサーが狂っています。「カロリーゼロだからダイエットに良い」などとメーカーは謳っていますが、味覚がおかしくなるのならば糖尿病にも罹りやすくなり健康にも関わりますのでカロリーゼロはむしろ危険な甘みとなります。

サッカリンは普通の砂糖（蔗糖）の350倍、「アスパルテーム」は160〜220倍、「スクラロース」は600倍、そして「ネオテーム」にいたっては約7000〜13000倍もの甘みがあるということです。さすがに最近では、ガムなどにも使われているアスパルテームなどに対して、歯科医や医師、料理研究家の人からも警鐘が鳴らされています。味覚が鈍化すれば、ついつい食べ過ぎ・飲み過ぎが習慣になり、腸内細菌への影響、うつ病のリスク上昇、腎機能低下、脳卒中・心筋梗塞のリスク上昇など様々な悪影響があるとの報告もあります。

前述しましたが小さな子供がよく酸っぱいものや苦いものに拒絶反応を示しますが、それは味覚センサーが正常に働いている証拠です。苦味や酸味は、毒ではないか腐敗しているのではないかと判断するため、本能的に拒絶するわけです。「お母さん僕にはネギは早すぎる」と言っているのです。そして成長する過程で、さまざまな食べ物を味わうことで、適度な苦みや酸味があるほうが美味しいと経験的に学んでいくのです。

化学的な添加物や人工甘味料に慣らされてしまうと、正常な味覚のセンサーがダメージを受け、食習慣そのものがおかしくなり、結果的にさまざまな病気を引き起こす要因となっています。

生命を守るセンサー〝味覚〟が危ない！

食に関して、今の私たちにとって最も深刻な問題、それは食品添加物によって自然な「味覚」が失われてしまったことです。生存に必要なセンサーに狂いが生じています。

私たちの舌には、味蕾《みらい》という、甘味・塩味・酸味・苦味・脂味（脂肪味）・うま味という６つの味を感じる味蕾細胞という受容体があります。これらの味覚は人類が猿人から数えて７００万年かけて獲得した能力です。人の場合、胎生12週目には成人と同じような形態をした味蕾ができ、胎生3～9か月で味を感じる能力を獲得すると言われています。

ですから、母親が人工甘味料を含む飲料水を習慣的に飲んでいれば当然、羊水に浮かぶ胎児の味蕾細胞にも影響が及びます。人工甘味料にはエネルギーの糖質は含まれないのですが胎児の脳のほうは糖質が入ってきたと反応します。人工甘味料でエネルギーと判断する味覚が狂わされるのです。味蕾細胞がおかしくなると、6つの備わった味覚が正常に働かなくなりますが、元にもどすためにはやはり母体が化学調味料や添加物まみれの食品を絶つしかありません。でも心配いりません。食餌療法は後ほども述べますが胎児が生まれてきて赤ちゃんになっても保育園児や幼稚園児になっても間に合います。

一方人工甘味料を長期間摂っていると体重も増加してくることが分かってきました。生れた子供も過体重になります。糖代謝が狂ってしまうのかもしれません。意外ですが人工甘味に依って体重が減ったという報告はほとんどなく、むしろ糖尿病、高血圧、心疾患のリスク増加が報告されています。

私たちは甘いものを我慢できません。それは甘味がエネルギーと結びついているからです。私たちの祖先は地面を掘って、お芋を見つけ、かじってみて「苦くないから安全だ」「甘くて元気が出る」と、味覚で安全なエネルギー源を探し当てました。

同じように、血潮の塩分濃度を保つために、塩味を感じる味覚を頼りにミネラルを探し、汗などで失われた塩分を補給していたのです。塩味を感じる味覚はミネラルを探し出す能力だったのです。微量ミネラルを補給できないと代謝ができません。代謝ができないと死んでしまいます。第2章でお伝えしましたがグルタミン酸ナトリウムは塩を感じる味覚を狂わせてしまいます。

脂肪も美味しいですよね。コレステロールや細胞膜、ホルモンの材料となるからです。鶏の胸肉も大切なタンパク源ですが、熱湯でしゃぶしゃぶすると、脂の美味しさが飛んで味がなくなり、探し出すことができません。胸肉はほぼ、タンパク質100％です。つまり本来たんぱく質には味がなかったのです。だから、生命を誕生させた宇宙の知恵はタンパク質には遊離グルタミン酸というう味成分をまとわせました。うま味を求めていくとタンパク質を探し出せるようになりました。酸味では腐敗を、苦味では毒を察知します。

これも前述しましたが野生動物には学校がありません。毒性学の知識も、栄養学の知識もありません。毒のことを学ばなくても本能で生存できるように生き残るためには必要なものは美味しい、生存を脅かすものは不味い、苦い。化学物質のなかった昔の人は、動物と同じように味覚で食べていいもの、食べてはいけないものを感じとっていました。もちろん嗅覚などの五感も総動員しないと生き残ることは困難でした。

動物も人も、知識のない分、優れた研ぎ澄まされた味覚を使って何万年も何百万年も命をつないできたのです。日本の食品添加物使用量は危険水域を越してきたようです。

先ほどは光の届かない深海魚の獲物の探し方を書きましたが、濁水やアオコで何も見えない池に生息する鯉やナマズ（コイ科）は全身に味蕾細胞が分布し、口の中もエラもひげも、みんな味蕾細胞です。鯉やなまずは鋭い味覚を備える髭から尾びれの手前に集中する味蕾細胞までアミノ酸の流れる時間で獲物までの距離がわかります。青く抹茶のように濁った水の中でも餌、獲物をぱくりと捕食することができます。なんと魚類の味覚は私たち哺乳類の10万倍、鋭いのです。

シマウマやキリンなど草食獣は人間、哺乳類の3倍近くの味蕾細胞を持っています。ところが草食恐竜は、巨大隕石落下による気候変動で絶滅した説だけでなく、植物の持つ毒を察知する味覚が発達しきれなかったがために、食中毒を起こして絶滅したという説があることはあまり知られていません。草食の巨大恐竜は大きな体を維持するために一日150kg程の草木を食べていたという研究もあります。現代のアフリカゾウは一日200kg〜300kgの草木を食べ水は100ℓ以上飲んでいます。

恐竜は、150kgの草木の葉や枝を食べるのに毒を察知する苦みを感じる味覚が発達しきれず、植物が昆虫や動物に食べつくされないために作り出したアルカロイドなどの毒を大量に食べて食中毒を起こして絶滅につながったのかもしれないのです。気候変動だけなら完全絶滅はなかったと考えられます。

肉食獣のライオンは、約12年の生涯に60頭のシマウマを食べると言われています。背後から襲い喉首にかぶりつき仕留めて、シマウマのお腹から食べ始めます。ところが肉食獣のライオンは味覚音痴なのです。毒がわかりません。苦みを感じる味覚が発達していないのです。でも大丈夫です。植物の持つ毒に極めて敏感なシマウマが、毒見をした半消化の草がお腹の中に入っているからです。腐りかけのものを察知する酸味を感じる味覚も必要ありません。なぜなら今仕留めたばかりの新鮮な獲物ですから腐敗なんかしていないのです。同類の猫は甘味を感じる味覚がありません。先祖は肉食獣だからです。

コアラや蠅が生存できるわけ

コアラは、ユーカリ林で暢気《のんき》「のんき」に暮らしています。なぜあの可愛らしさを維持し、平和で暢気な生活ができるのでしょうか。実はコアラの大好物ユーカリの葉には油分やタンニンの他に青酸毒が含まれ、人間でも40ｇ～１００ｇ食べると死の危険があるほどです。当然他の草食獣は、ユーカリ林に寄り付きません。つまり肉食獣は獲物のいない森には寄り付かないので、コアラは可愛らしさを維持できるのです。コアラの盲腸は、哺乳類最長の２メートルにもおよぶ長さがあり、棲みついた微生物が青酸毒を解毒してくれています。昆虫と植物だけでなく菌とコアラはお互いに共存しているわけです。自然界は助け合いです。無駄がありません。

蝿が食器に残されている食べ物にスッと何処からかやってきて止まります。糞便にもたかります。前足をもぞもぞとさせて食べ物を吟味します。実は前足で味見をしているのだそうです。足の毛の先には味蕾細胞があってここにうま味がある、タンパク質があると毛の先の味蕾細胞で見極めていたのですね。口にも味蕾細胞はあるのですがストローのような口を通し体内から消化酵素を吐き出して溶解して美味しそうに吸い上げます。東北大学の研究で分かったのですが、蝿が休憩中に前足をすりすりしているのは味蕾細胞の感度が鈍らないようにきれいに掃除しているのだそうです。昆虫も草食獣も我々も味覚で生かされています。

その生存に関わる毒や栄養を見分ける味覚が、食品添加物で味を「作る」時代になってから狂い出してしまいました。ライトの壊れた車で星明りもない山道を走るようなものです。身がすくみます。食品メーカーは添加物の組み合わせで脳の報酬系を錯覚させるレシピを作るのに一生懸命です。脳は誘惑に負けやすく、人工的に作られた味にだまされやすい特徴があり、大手食品メーカーは添加物で脳の報酬系をだます味の設計を競っているのです。

『脳はバカ、腸はかしこい』（藤田 紘一郎著）という書籍もあります。なぜ腸は賢いかというと危険なものは下痢で体外に排泄する。ところが脳では添加物で作った味であっても美味しいものを食べると至福感、陶酔感をもたらすベータエンドルフィンなどの脳内麻薬を分泌します。コロりとだまされるのです。

食品添加物が怖いのは、脳の報酬系をだまして美味しく感じさせるところです。例えば、妊娠中のお母さんが、太るのを気にしてダイエットコーラを飲むとします。さわやかな甘みだし、カロリーゼロだから太らない、と思うわけです。ところが、甘みを察知した脳は、体のエネルギー源である糖が入ってきたと認識し、糖を取り込むためにインスリンを分泌する指令を出します。でも、人工甘味料なので糖は入ってこない。脳は、おかしいな、何でエネルギーが入ってこないんだ、とさらにインスリンを出せと指令を出します。それでもエネルギーは入ってきません。このような状態が続くと生まれてくる子供は肥満となりインスリンの効きにくい身体、インスリン抵抗性となり将来的に糖尿病になる確率が上がります。人工甘味料はエネルギーの実態が無いので摂っても、摂っても空腹感が増し甘み中毒、太りやすい体質になります。常識が覆《くつがえ》ったかもしれませんが、塩分だけでなく、甘いものを摂り過ぎると血圧が上がってくることも分かってきました。

福岡の養豚農家で起きたこと・コーヒー色の羊水

20数年前、福岡のある養豚農家に、賞味期限切れ間近のコンビニ弁当やおにぎりを「豚さんに食べさせてくれないか、売ることはできないけど、まだまだ食べられる」と回収業者から依頼があり飼料代も浮くことから、もったいないと思うところもあって、「よっしゃ、やってみます」と毎日毎日豚さんに濃い味付けの弁当やおにぎりを3キロほど食べさせたそうです。

豚の妊娠期間は約115日間で一度の出産で10頭前後生みます。豚の腎臓が人に移植されるほど人間に近いのが豚さんです。すでに豚腎臓移植はアメリカ、中国では移植手術が敢行され日本でも申請が出ています。

ところが、出産の時期が近づくと早産、奇形や死産が相次ぎ、お母さん豚にも影響が出てきました。透明なはずの羊水はコーヒー色だったそうです。結局25頭の母豚が被害にあい、生まれてくるはずの250頭の子豚を失いました。この悲劇はコンビニ弁当を食べさせたからに間違いないと確信し、通常の飼料に戻したところ、翌年は2000頭の子豚が当たり前のように生まれたそうです。

毎日3kg、高脂質、濃いめの味付け、少ない野菜、24時間以上腐らないように工夫された、おにぎりや弁当を食べさせたら奇形、死産、早産は当たり前です。食品添加物は一品ではよほど大量に一気に食べないと害はないかもしれませんが、体内でいろいろな添加物を複合して摂取すると、どのような化学反応が起きるのかは動物実験されていないのです。人間で一日100種類19g食べる時代です。福岡の豚さんは何種類、何g食べたのでしょう。複合汚染の人体実験はできませんが図らずも養豚農家を舞台に、人に近い臓器を持つ豚さんを使って実験されたことになります。

豚さんで起きていたことは人でも起きていた　エコロジーチルドレン調査

国は国立環境研究所を中心に２０１１年より、子どもが胎児から13歳になるまでの健康状態を追跡する「子どもの健康と環境に関する全国調査（エコロジーチルドレン調査）」を全国の15の大学に依頼し実施しています。日本中で10万組の子供たちとそのご両親にご協力をいただいた大規模な出生コホート研究です。

２０２２年2月、名古屋市立大学が発表した中間報告では、妊娠中にお母さんが「市販の弁当または冷凍食品」を週に1回以上食べていたら、週に1回未満の場合よりも死産の確率が2倍以上になったことが報告されました。冷凍食品であっても揚げ油の酸化をとめることは出来ません。合成着色料や、発色剤など添加物だけの問題ではないのです。

先ほどの養豚場の例では、お母さん豚の羊水がコーヒー色になっていたそうです。人間でも同じことが起こっていたとしたらどうでしょう。赤ちゃんは、胎児のときはお母さんが食べたものや飲んだもので作られた羊水を飲み、胎盤にへその緒という動脈と静脈の管でつながり栄養をもらいます。生まれてからは母乳を飲みますが、それは生まれて初めて食べるのが母乳ということです。初めての食べ物、母乳もお母さんの食べたものから作られています。お母さんが人工甘味料の使われた炭酸飲料や食べ物を摂っていると母乳にもたっぷり人工甘味料が含まれるそうです。

子どもたちの凶暴な事件、心や発達の問題を見ていると、おなかにいたときの脳の形成時に食べ物の影響があったのではないかと思えてきます。子育て中の方は悔やんだり自分の無知を責めることもあるかと思いますが幸いにも脳の神経細胞の数は12歳まで猛烈に増えますから、早めに食べ物を正せば、正常な働きを取り戻すことができます。

コロナ感染症後に味覚障害を発症した人が大勢いました。何を食べても「美味いも、不味いも」わからず、あるいは塩味を強く感じたり、感じなかったりまさに味気ない日々を過ごすことになりました。２週間以内に約60～80％は症状が改善したと報告されていますが、いずれにしても、この経験をした人たちは味覚が命のセンサーであることを痛感されたことと思います。

石油で美味しさは作られる・無知の罪

我が国の新たな化学物質の認可については国際的に問題提起となったカネミ油症事件のＰＣＢ

混入が転機になっています。カネミライスオイルという食用油製造時に、配管作業ミスでＰＣＢが混入し加熱工程で予期しないダイオキシンが発生しました。カネミ倉庫は、ダイオキシンが含まれているとわかってからも精製して販売を続け、取り返しのつかないほどの人への被害をもたらしました。被害者の女性からは、全身真っ黒い赤ちゃんも生まれています。その児は生後すぐに亡くなりました。

お釈迦様の説かれた『無知の罪』には、その深さに際限がないことがよく理解できます。この事件を契機として「化学物質の審査及び製造等の規制に関する法律」が定められました。然しながら日本は申請された化学物質一品目、一億円以上の巨額の費用をかけて審査していますが、明らかな毒性が無ければ新たな化学物質として認められてしまいます。

一方、口に入る化学物質の食品添加物につきましては、現在日本には、指定添加物、既存添加物を合わせ、８３３種類が流通しており、その中には、ＥＵ（ドイツ、フランス３２４種類　イギリスは３２５種類）では禁止されているものもあります。ＥＵなどは審査において明らかな安全性が証明されないと認めません。日本では、明らかな発癌性など毒性がなければ認可され流通させます。つまり、まずは流通させ合法的な人体実験の途中で後日、発癌することが明らかになり使用を禁止することの繰り返しです。遺伝子組み換え食品も含め日本は壮大な人体実験場になっています。なぜこのような国になったのでしょうか。

食品添加物の認可につきましては書類審査により内閣府食品安全委員会による安全性の評価（食品健康影響評価）、消費者庁の審議（規格基準案の検討等）等が必要です。食品添加物の指定等を要請する者、企業は、消費者庁食品衛生基準審査課を通じて内閣総理大臣宛に有効性、安全性に関する資料を添え、要請書を提出することになっていますが、ＥＵに比べると本当に国民の健康を考えているのか、目も耳も閉ざして日本における人体実験を容認しているのかと、考えこんでしまいます。

２０２３年の7月、ＷＨＯが普通の砂糖の１６０～２２０倍の甘みが作れる人工甘味料・アスパルテームの発がん性を、排ガスや鉛と同じレベルの発癌性があるとして世界に向けて発表しました。メーカーは砂糖の２２０分の1の使用量で砂糖と同等の甘味を作れますので、コスト削減になるうえカロリーゼロと宣伝できます。食品スーパーではいまだアスパルテームを使った製品は撤去されていません。実はコストから考えると砂糖を使った食品は高級品なのです。

他にも、クロロプロパノールという発がん物質が検出され、世界的に問題になったタンパク加水分解物など、認可されているとはいえ、安全性を疑うものが数多くあります。それでも、企業にとって食品添加物は、低コストで〝おいしい〟ものを作れる打出の小槌です。みなさんご存じのグルタミン酸ナトリウムは、インスタントラーメンのところで前述しましたように０・０３％加えるだけで生理的には拒絶される濃度の過剰な塩分を至福の塩味と変え、簡単に濃い味付けのベースを作ることができます。

日本の小学生・中学生たちの約３割に何らかの味覚障害が

今、日本の小学生・中学生たちの、約３割に何らかの味覚障害があるといわれています。甘味に鈍感になると糖尿病、塩味に鈍感になると高血圧の原因になりますし、食品添加物は炎症物質として腸を荒らし、脂溶性毒ですので、脂肪に留まって健康を害する恐れがあります。安価な食品にはそれなりの理由があることを、消費者は知ったうえで見極め選択、購入する必要があります。

口絵のカラー写真でも見たように、「画像１〜画像10」は、ヒトの細胞を電子顕微鏡で写したものです。画像１は正常な赤血球ですが、画像２は過剰摂取により赤血球が連鎖した状態を示しています。

画像10は、カレーライスに添えられたタール色素を使った福神漬けを食べた人の血液です。今は原油を蒸留・分離して得られるナフサで作っていますが昔は石炭を乾留して得られるコールタールを原料としていたので、タール色素と呼ばれています。この「赤色１０２号」と呼ばれる色素はタールですから細胞にベタベタくっつくので、細胞分裂の時にコピーミスが起きやすくな

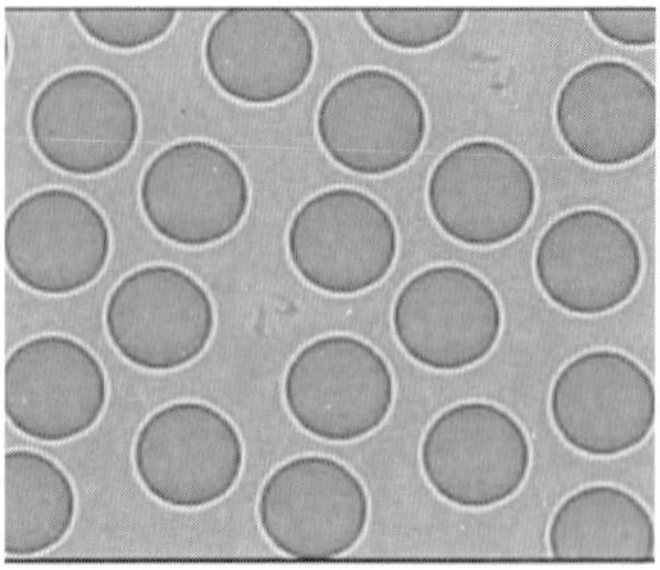

画像1　正常な赤血球です。和食中心。腹八分目。ビタミン、ミネラル、酵素等もスムーズに全身に運ばれる

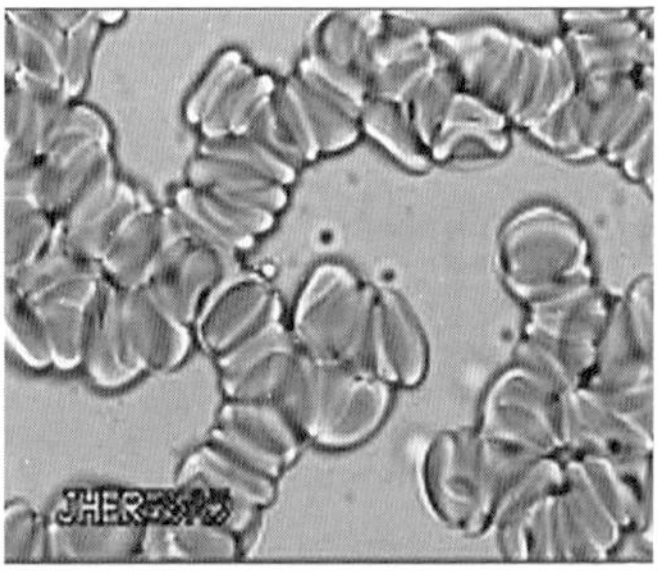

画像2　赤血球が連鎖しています。食べ過ぎで過剰摂取による分解不足の脂肪、タンパク質、糖分などでドロドロ状態。血球の表面積が小さくなり酸素や栄養を運べない

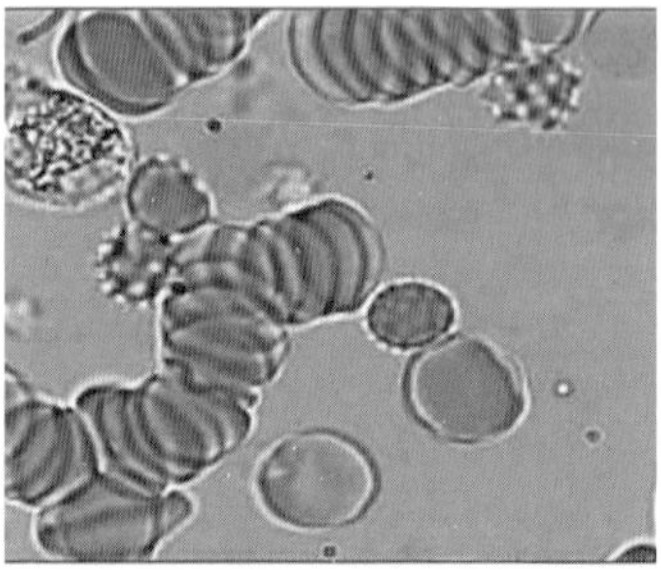

画像3　アキャンソB。腸や肝臓が悪いと金平糖みたいな赤血球ができる。慢性腎疾患や浄化能力の衰えでも現れる

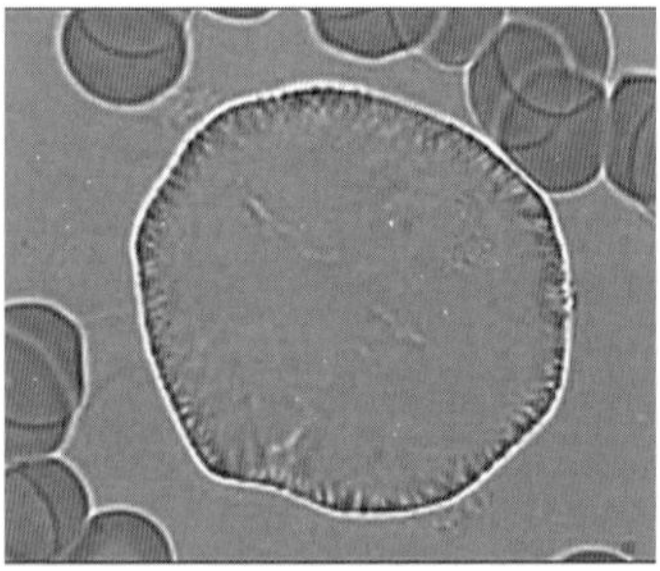

画像4　コレステロール。血管に詰まり動脈硬化誘発、脳梗塞、心筋梗塞の原因になる

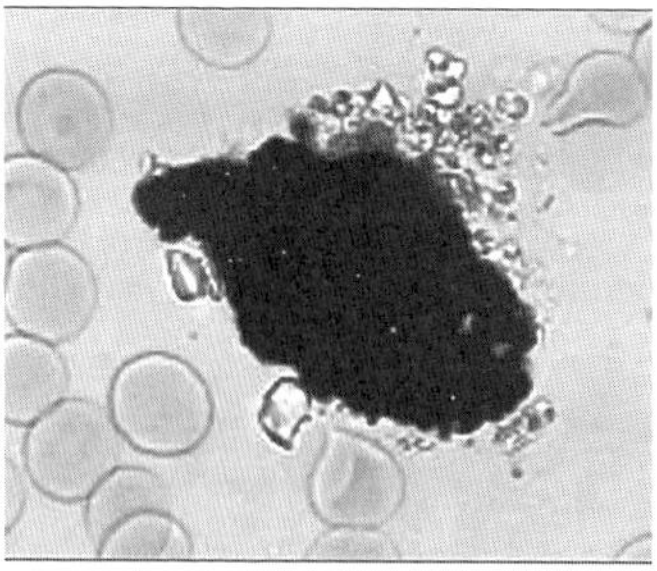

画像７　糖と脂肪のプラークに副流煙がくっついている

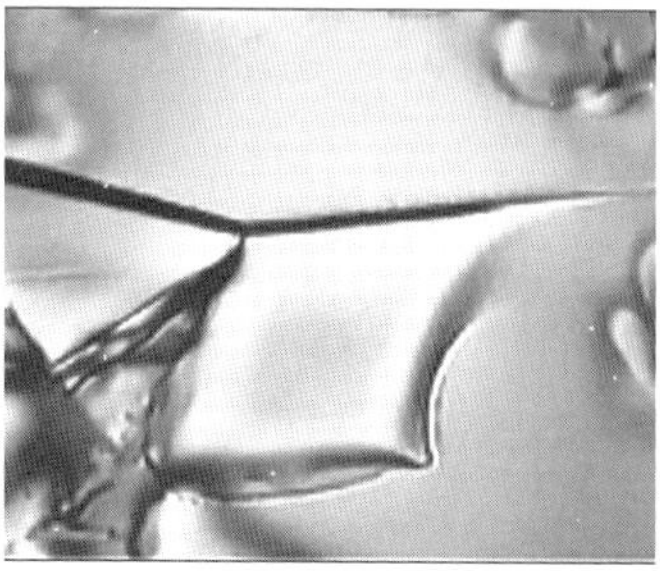

画像５　尿酸結晶

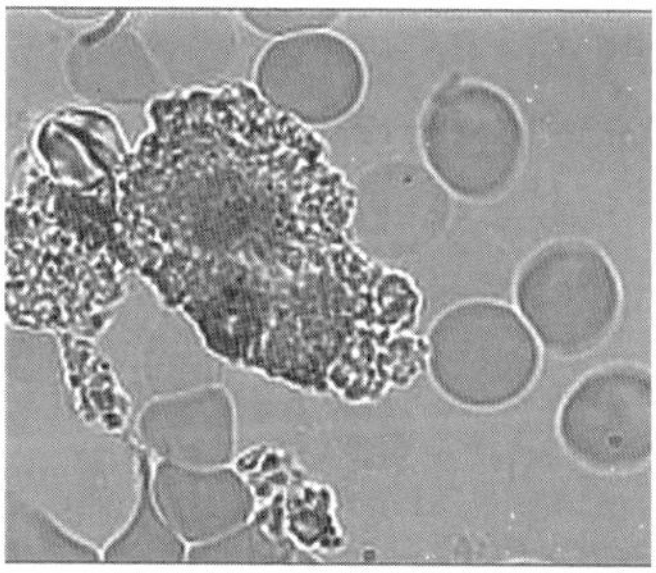

画像８　糖と脂肪のプラーク着色料がくっついている

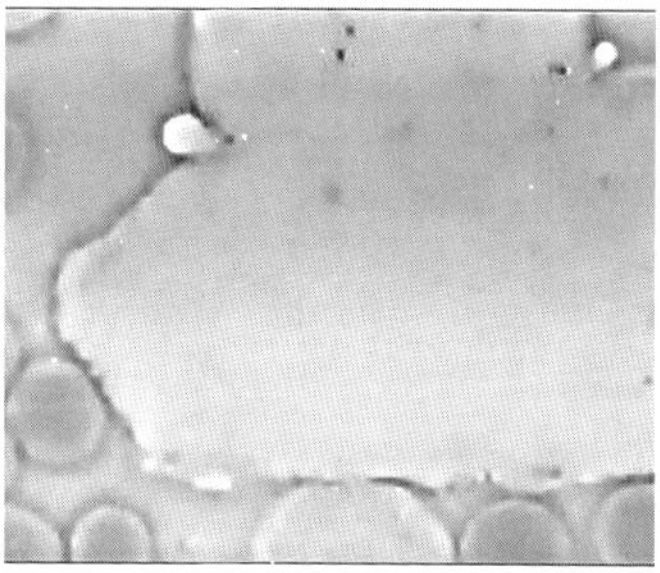

画像６　糖と脂肪のプラーク（細菌のかたまり）

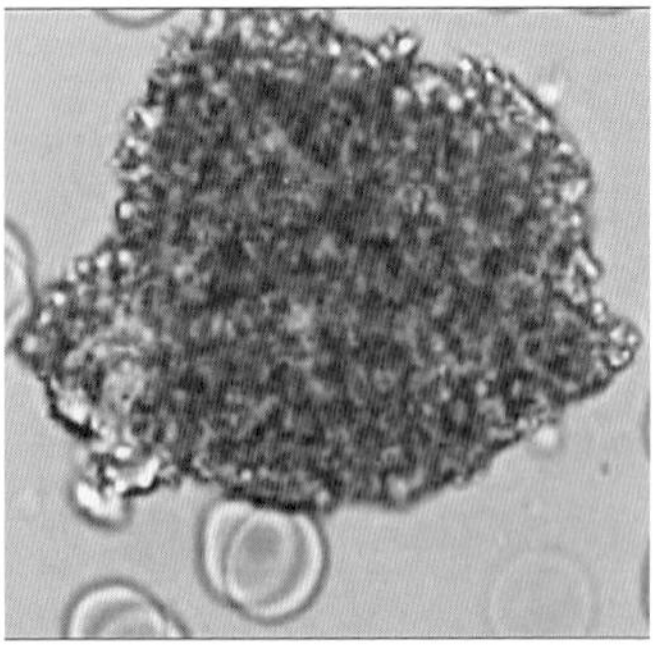

画像９　糖と脂肪のプラークに防腐剤が付着

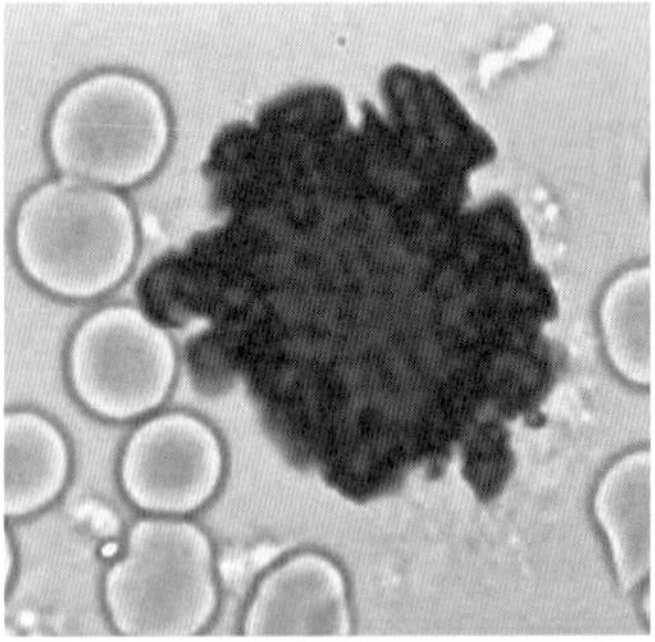

画像10　赤色系着色量　福神漬け

ります。ＥＵではすでに「赤色3号」は禁止されていましたが、２０２５年1月16日米食品医薬局（ＦＤＡ）も発癌性や子供への行動障害との関連性を懸念し食品への使用を禁止しました。

画像９では、糖と脂肪のプラークに防腐剤が付着しています。海外で亡くなった日本人は遺体の傷みが遅い、といわれるそうですが、こんなきれいなサファイアのような防腐剤を体の中に持っていては納得です。

鮮やかな赤色、コチニール色素の原料はカイガラムシ。次ページの写真Ａは、筆者の自宅庭の月桂樹の木に寄生したカイガラムシを押しつぶしたもの（写真Ｂ）。コチニール色素は蒲鉾のピンクの渦巻きの柄やハム・ソーセージ、桜餅の美味しそうなピンク色に使われています。

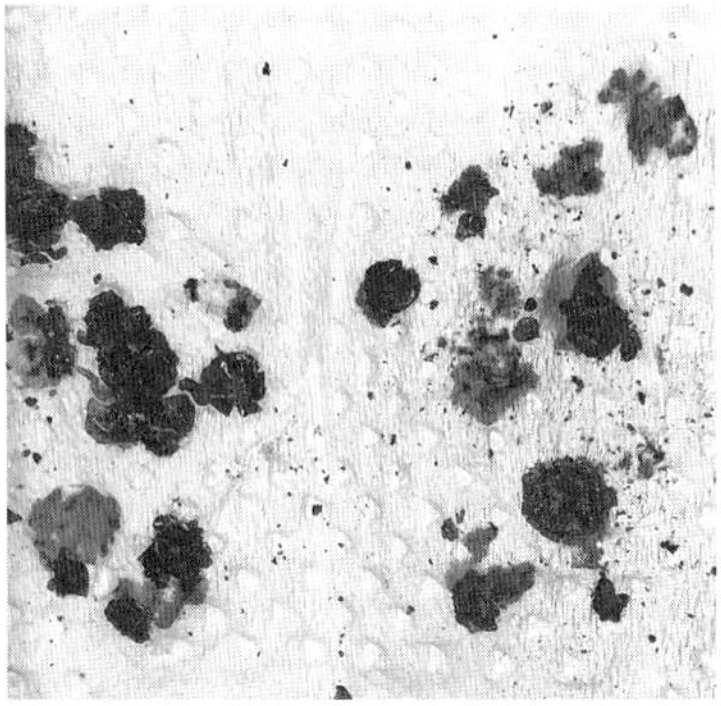

写真 B

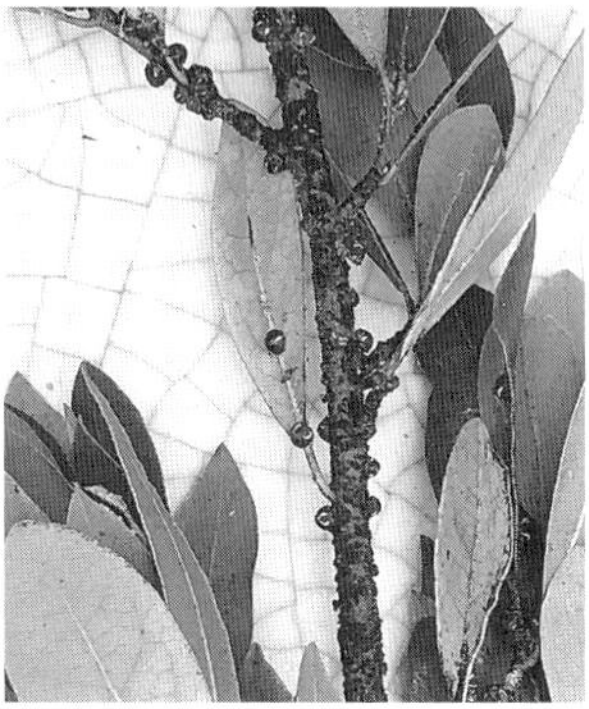

写真 A

●保護犬の快復 ―― 次ページの写真

殺処分を免れ、保護されたワンちゃん。無毛で水も飲めない状態が一物全体食の「だし&栄養スープ」とカイロプラクティックの治療と懸命な介護の結果、こんなに元気に。保護した時は立つこともできず、毛も抜け落ちていた。カイロプラクティックの先生の懸命な施術と、ドックフードと飲み水に「だし&栄養スープ」を混ぜて食べさせたところ食いつきがよくなりモリモリと食べてくれました。ボランティアを含むスタッフの懸命な介護もありこんなに元気になりました。毛が生えてきたら、なんとスピッツ犬だったのです。

このポメラニアンは皮膚癌。3か月前は意識も朦朧としていて、もう駄目だと思われていたが、見事に復活!!走って吠えてメモ肌もきれいになり、食欲モリモリです。同じようにカイロプラクティックの施術、飲み水とドックフードに「だし&栄養スープ」を混ぜました。

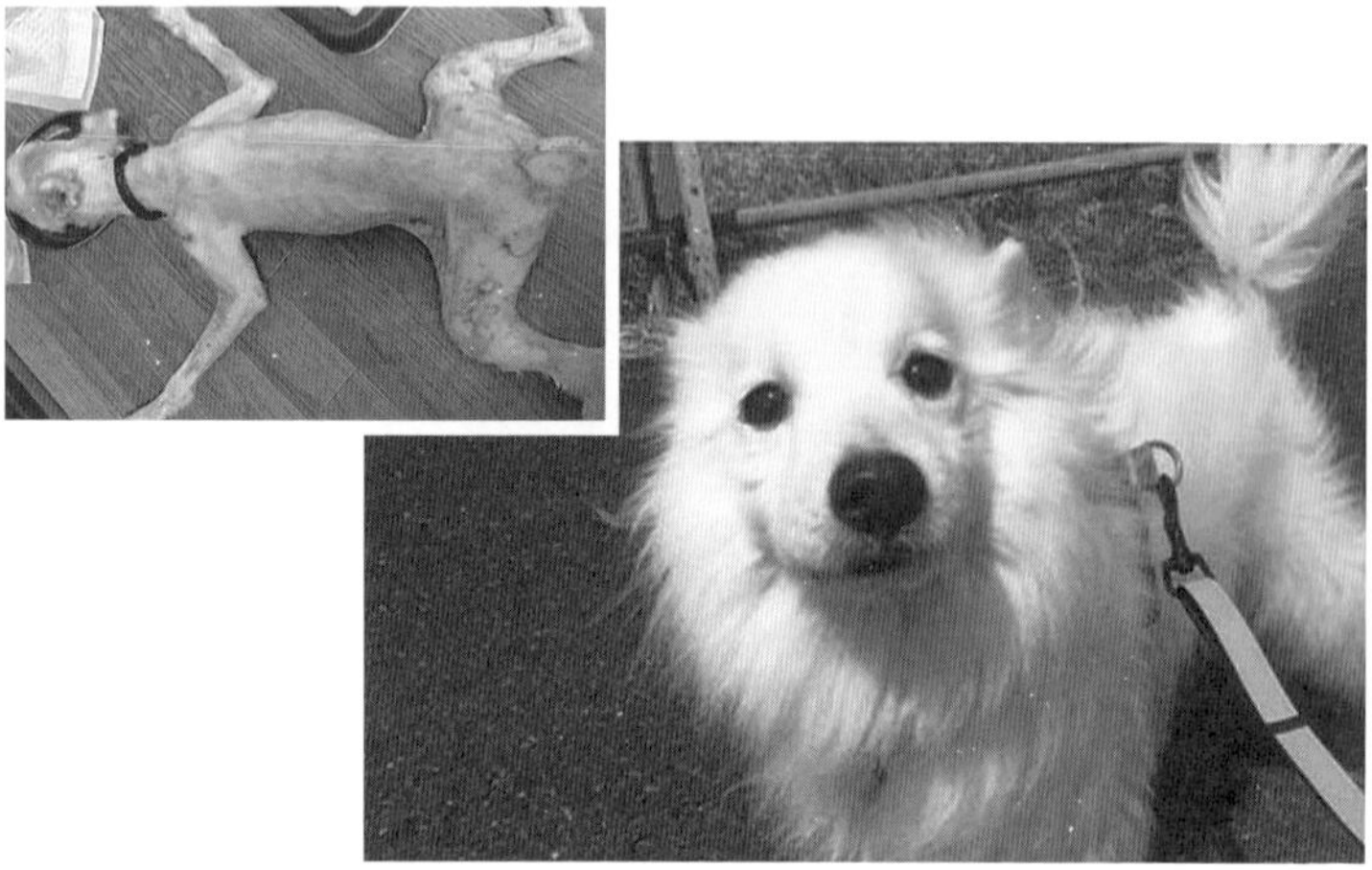

保護した時は立つこともできず、毛もなかった。
ドックフードに「だし＆栄養スープ」を混ぜて懸命の介護をしたところ、こんなに元気になりました。

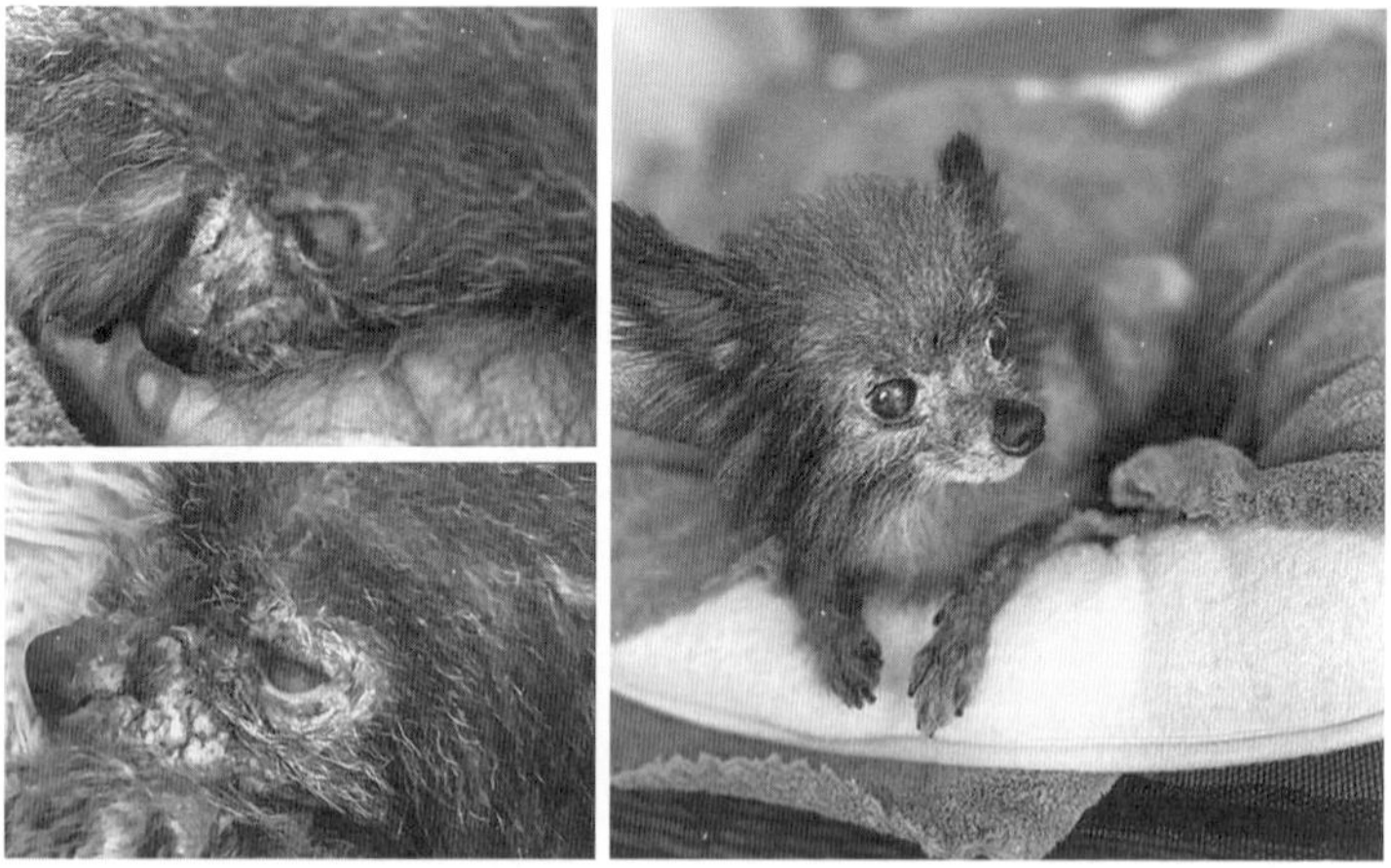

このポメラニアンは皮膚がん。３か月前は意識も朦朧としていて、もう駄目だと思われていたが、見事に復活!!
走って吠えて目も肌もきれいになり、食欲もりもりです。

写真提供／媒保護団体

●癌の読み方

「朝昼晩、3つの口で3食山ほど食べると〝癌〟になる。1日3食という習慣は、3章で前述しましたようにエジソンがトースターを発明してからだといわれています。とにかく、現代人は食べ過ぎの病気で苦しんでいます」

栄養以前の生命力こそ「食の本当の力」

近年では、分子栄養学の観点からも、病気は薬に頼るのではなく、栄養で治そうという動きもあり脱薬の医療関係者も増えてきました。プロローグにも書きましたが、紀元前４００年、医聖と呼ばれるヒポクラテスは、すでに「食べ物で治せない病気は医者でも治せない」という言葉を残していますし、東洋医学には「食医」という考えがあります。『食事』は音で、日本に古代から伝わる言霊で置き換えるとすなわち『食治』と置き換えられます。

「一物全体《いちぶつぜんたい》」という言葉があります。これは、食材を丸ごと食べることで調和の取れた生命力を

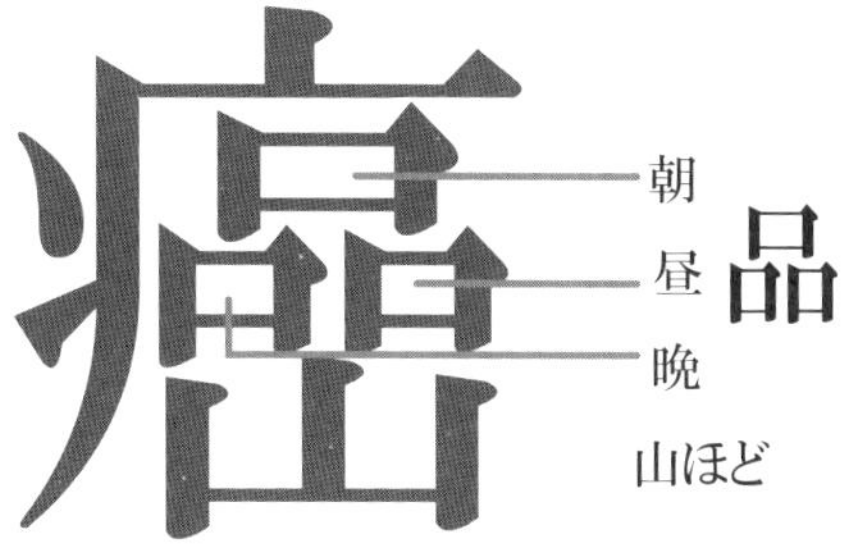

読み方 … 朝、昼、晩、品を山ほど食べると癌になる

摂り込む、という考え方です。例えば大根の根は大地にあるので陽、葉は地上にあるので陰、葉がないと光合成ができません。白い根だけを頂くのでなく葉も頂くことで陰陽のバランスが取れ人は健康でおられるという考え方です。反対は部分食といい一部分だけ美味しいところを切り取って食べることを言います。私はこの言葉に基づいた食品をいくつか開発していますが、お母さん方から、よく「子どもがスナック菓子を食べなくなった」とお礼を言われます。「だし&栄養スープ」を出汁として栄養スープとして摂っていくと自然と味覚が戻って、添加物で作った味を受け付けなくなったんですね。ごまかしでなく、ちゃんと栄養の実態があるから、脳の報酬系が満足してドカ食いする必要がなくなり、結果としてスリムになるというメリットもあります。ジャンクフードはインスタントラーメンスープと同じ作り方をしていますので味覚が戻ると体の声がやめてくれ〜と受け付けなくなってきます。

東洋医学では、肝臓が悪い人は健康な動物の肝臓を、腎臓が悪い人は健康な動物の腎臓を食べなさい、という「同物同治《どうぶつどうち》」の考え方があります。「だし&栄養スープ」のような丸ごと素材を生かした一物全体食は、肝臓も腎臓も、骨も目玉も子宮も、すべての振動情報が入っているので、食べるだけで共鳴し自然に体の不調が改善するということが起きてきます。

一物全体食品は、自然治癒力を高める振動力があるようです。栄養だけでは説明できません。

発達障害が食べ物で改善

弊社の代理店が企画してくれたのですが、ある幼稚園では、発達障害の傾向のある園児たち10人と給食センター、ご父兄、医学博士の小児科医の協力を得て半年間徹底して一物全体食の「だし&栄養スープ」を取り入れたところ、目を見張る発達の改善を確認できました。給食、家庭の食事に使っていただいただけでなく子供たちは「だし&栄養スープ」を振りかけのようにも使いました。６カ月間、ひと月ごとの検査でしたが、エジソンアイシュタイン協会発達検査表による検査でごく短期間で発達の改善が見られ、人の名前が覚えられるようになったり、手先が器用に動かせるようになったり、吃音が改善しただけでなく、毛髪検査で重金属の排泄力向上も認められました。

重金属は脳や臓器の神経細胞にペタペタと付着し代謝活動を阻害する有害ミネラルです。丸ごと食べる調和の力は目には見えませんが、「だし&栄養スープ」の一物全体食品の持つ可能性にワクワクしてきました。しかし「だし&栄養スープ」だけで改善したのでは決してありません。誤解のないよう申し上げますが、「だし&栄養スープ」はあくまでも調和のとれた食品です。

ヒポクラテスの言葉に「汝の食事を薬とし、汝の薬は食事とせよ」とあります。

園児たちは食事を薬とし、矢張りヒポクラテスの言葉「人は身体の中に１００人の名医を持っている。その100人の名医とは自然治癒力」というように、園児は給食センターの方々、園の先生方の思い、家族の思いのこもった食事で改善したのです。手段の一つとして一物全体食品を導入した結果です。「食べ物で治せない病気は薬でも治せない」。本当にそうだなと思います。

対極にある部分食

複雑な命の中から一つの成分だけを分離して取り出し、サプリメントとして摂っても、体は自然界にありえない純粋成分を異物と判断します。しかし、一物全体食には、栄養以前の生命力、命のエネルギーが備わっています。ごまは、小さな一粒から5000粒が生まれると言います。5000粒の一粒ひとつぶがそれぞれ5000粒を生み、計算では追い付かない、無量大数レベルの生命力を持っています。これが食べ物の持つ栄養以前の生命力です。卵や種《たね》は次世代を生む力をすべて備えていますので完全食といいます。

食品添加物は食べ物ではなく異物です。

お釈迦様は、「知って犯す罪と知らずに犯す罪では、知らずに犯す罪のほうが重い」とおっしゃいました。食品添加物には、食中毒が減るなど、メリットがあることも事実です。一気にバケツ一杯食べないことには命を失うことにはならないかもしれませんが弱毒には違いありません。

徐々に私たちの体を侵食します。

私たちは生涯に５００キロ、50キロの方では体重の10倍の添加物という異物を解毒する毎日になります。これは毎日毎日、命をすり減らしていることと変わりありません。味覚が戻れば添加物で作った味がとても不自然に感じられます。添加物で作った味にはやめられなくなってくる習慣性がありますが味覚が戻れば本能的に受け付けなくなってきます。

医者の起源は食医　家庭の食医はお母さん

現代医療においては、診療科の種類が外科、内科、小児科、皮膚科、精神科、産科婦人科、眼科、耳鼻咽喉科というように細かくわかれています。また大きな病院では同じ外科でも後頚部・心臓・泌尿器・血管・口蓋というように専門分野にわかれています。さて全体は何科が見てくれるのでしょうか。

今ここで、そのことの是非は問いません。ただ昔から洋の東西を問わず、医者の起源は「食医」であったということを改めて考える必要があるということです。

昔から漢方では、食医（食事療法医）疾医（内科医）瘍医（外科医）獣医（軍馬、牛などを治療）という４つの専門医に分け、食医が一番格の高い立場にありました。

現状の西洋医療の在り方を思うとちょっと信じられなくも思われるでしょうが、昔は西洋にも食医、疾医、瘍医の三種類の医師が存在し、食医が一番だったそうです。ヒポクラテスの食餌療法が西洋医学の食医の始まりです。

人類においての医者の起源は食医と言ってもよく、家庭においては大昔から母親が食医です（家の事情で父親だったり祖父母だったりしますが）。

ところが食医たるべき母親が様々な事情で『食医』の役割を果たせないとき、結果的に自分も含めて『味覚のセンサーが働かない、自分の体に合わない食べ物を美味しく感じてしまう』自己防衛力の未熟な子どもを育てることになります。私のように音痴の歌声は本人にとっては悲劇ですが、周りの人を笑わせ和ませたりします。でも味覚オンチになると生涯その影響をこうむりますから笑いごとではありません。

人の脳は栄養があるものを美味いと感じます。美味しいものを楽しく食べると少量で必要な栄養が満たされます。栄養が満たされると満足して食欲が納まるようになっています。ところが食品添加物で作った加工食品を食べるといつまでも栄養が入ってこないから食欲が収まらず、食べ続けて子供の肥満になります。そして子供のうちから成人病・生活習慣病が増えています。

味覚は、腐ったもの有害なものを見分けるセンサーです。人類が７００万年かけて獲得した能力です。味覚が不完全だと人類はとうに絶滅していたでしょう。酸味がわからないと腐ったものも食べてしまいます。

舌には味覚を感じる味蕾という受容体が６種類あります。喉にも腸にも味覚受容体があります。なんと鼻粘膜にも味覚受容体はあります。鼻粘膜には味覚受容体と連動した嗅覚受容体があり空気中の苦さ（毒物）を察知したら瞬間に空気を肺に入れることを中断します。私たちの気が付かないで具えている能力は間違って吸い込んだ毒物が気道に入ったら、よく動く突起を持った絨毛が気道内を即座に掃除してくれるのです。

繰り返しになりますが、

「甘み」を感じる味覚。甘いものを探していくとエネルギー源の炭水化物に辿り着く能力、探し出す能力です。

「塩味」を感じる味覚はミネラルを探し出す能力。私たちは海から生まれた。血潮という形で身体に海を持って地上に上がった。尿・汗で塩が排泄されると生きていけない。

適度な塩味は美味しく感じます。

「酸っぱさ」を感じる味覚は腐りかけの物を察知する能力。

「苦さ」を感じる味覚は毒物を察知する能力。

「脂肪（油）」を美味しいと感じる味覚。細胞膜やホルモンの材料になる重要な栄養素があるので美味しく感じます。

「うま味」を感じる味覚。湯煎で油のうま味を流した鶏の胸肉には味がない。つまり蛋白質には本来味がない。味がないと探し出せないのでタンパク質の周りには遊離グルタミン酸が漂っている。うま味を求めていくとタンパク質にありつける能力。

「辛味」を感じる味覚はないのかと思われるでしょうが、辛味というのは実は痛みを感じる痛覚によって感じています。

この命に関わる味覚を壊すのが添加物であり、食品に分類されている酵母エキスとタンパク加水分解物です。味覚を壊す力は添加物のグルタミン酸ナトリウム以上のものがあります。食品と分類されるので主婦にも警戒感がなく強烈な自然界にないうま味を受け入れて味覚が狂ってしまうのです。

食品添加物で作った味は噛めば噛むほど不味くなる

生命にとって不可欠な塩については先に述べましたが、戦後、国を挙げた「減塩運動」の弊害として流通における食品の保存性が失われ、塩の抗菌防腐作用に代わる食品添加物といわれる保存料の使用が激増しました。まさしく激増です。

食品添加物は国の定めた摂取量さえ守れば安全であるとされ、食品業界を挙げて【味そのもの】を添加物で合成するハイテク食品の時代に突入しました。超加工食品時代の幕開けです。

つまり病気の原因を塩にすり替えることで私たちは短期間のうちに1日100種類約19ｇの添加物を食べる民族になってしまったのです。19ｇ×365日、死ぬまでに500キロ以上になります。異常な量です。表示しなくてもよい添加物もあるため気が付かずこのくらい大丈夫だろうと食べているのです。

食品添加物に頼らずに調理された食べ物は、噛めば噛むほど美味しくなるものです。ところが、添加物で作った美味しさは化学的な成分に頼っているので分子が小さく、すぐに味蕾細胞に感知されますので口に入れた瞬間に美味しく感じても、噛み続けると段々、だんだんと不味くなってきます。言葉は悪いですが化けの皮が剥がれてくるのです。

煮干しや鰹節、昆布でとった出汁を毎朝「手作り出汁スープ」として摂ると早ければ10日くらいで味覚が戻ってきます。しかし手作りの天然出汁はＤＨＡ・ＥＰＡが含まれるため数時間で酸化し有害な過酸化脂質に変化します。ミルサーで煮干しや昆布、椎茸を粉末にすると空気に触れる面積が無制限に増えるため作り置きはお勧めできません。粉末は密封容器に入れて即冷凍。煮だした出汁は製氷器に入れてすぐに冷凍保存をお勧めします。

「だし&栄養スープ」は限外濾過膜で酸化しやすい脂質を100%除去していますのでご安心ください。

千年前の食品舎が開発した食品、プロデュースした食品については別章で詳しくお話ししますが、その一つである「だし&栄養スープ」はお湯を注ぐだけで嘘のない美味しさに感動します。「だし&栄養スープ」は100%天然物で作られています。だから体が拒絶しません。つまり遺伝子が喜んで受け入れてくれる美味しさです。

味覚が戻ると食品添加物まみれの加工食品がとても不味く感じられ食べたくなくなります。避けたほうがいい食べ物を味覚でわかるようになってくるので腸の炎症がおさまり腸内細菌が激変して身体が締まってくる。寄生虫学者藤田紘一郎先生の言われるところの『やせ菌』が増えてくるからです。これは味蕾細胞の生まれ変わる期間に合致します。

「だし&栄養スープ」を飲んだそのあと、化学調味料をカップに入れてお湯を注いで飲んでみてください。きっと口にしたとたん吐き出したくなるでしょう。味蕾のセンサーが本能的に拒絶したのです。

例えばステーキ肉でも薄切り肉でも構いません。「だし&栄養スープ」を裏表にまぶし最低10分置いてください。ペプチドは低分子ですので肉に素早く浸透し酵素反応を促進しうま味成分イノシン酸や遊離グルタミン酸を作り出します。僅か10分で熟成肉に変化します。熟成肉専用の設備も必要ありません。ところが同じことを化学調味料で行うとアンモニアが生成されてしまうのです。これが調和のとれた一物全体食品と純粋な化学調味料との差になってきます。「だし&栄養スープ」で味付けをしますと時間がたってもほとんど味が落ちることはありません。むしろ時間の経過で味の変化を楽しめます。

「うま味」には食欲を抑える作用がある　肥満の予防

世界の無形文化遺産に登録されている「和食」の食文化。「和食」に欠かせない味の要素のひとつに「うま味」があります。日本料理の中心となる要素の「うま味」は、長い間、日本人に好まれ続けてきましたが、それを言葉で説明するのは難しい、微妙な味わいでした。しかし近年、肥満者率が高い欧米で脂肪や糖分の少ない日本食が注目されるにつれ、説明が難しいなどと言っておられなくなりました。

日本はもとより世界中でうま味の研究がすすむにつれ、うま味は、「甘味」「塩味」「酸味」「苦味」とは違う、第5の味「ＵＭＡＭＩ」として認知されるようになりました（現在は脂味の受容体が発見されています）。

フランス料理のシェフは自分だけのソースを作り出すのに一生をかけますが、彼らがなぜ日本の出汁に可能性を感じているのかは、東西のうま味の成り立ちにまで遡ります。日本の出汁は料理素材に浸透し素材の持つうま味を引き出す力が強いのですが、彼らのソース文化には脂質が多く含まれているため素材に浸透しづらく、日本の出汁のようにうま味の相乗作用で新たな美味しさを創造することが難しいのです。つまり、日本の出汁は素材の持つうま味を引き出す力に優れ、フランス料理のソースは味を引き出すのではなく、シェフの味を素材に付けるという差になってきます。彼らが、お母さんたちが一生をかけて自分のソースを追い求めるのもよくわかります。

「だし&栄養スープ」を食前に摂ると脳の報酬系が求める栄養で満たされるのでドカ食いをすることがなくなりますから、食欲にさいなまれることなく痩せることが可能になります。「だし&栄養スープ」で必要とする栄養素を吸収できて満足した脳は食欲を高める必要がなくなりますので、ダイエット効果があることは体験上よくわかっていました。

日本では昆布に多く含まれているうま味がグルタミン酸と思われていますが、海外の人たちにとってグルタミン酸はパルメザンチーズ、トマトなどのうま味成分です。昆布にグルタミン酸が多く含まれると言いますが実は海藻を消化吸収できるのは日本人だけです。

イノシン酸は日本人にとっては家畜の肉ではなくカツオやイワシのうま味成分です。海外の人にとってイノシン酸は魚のうま味ではありません。家畜の肉のうま味の主成分になります。

グルタミン酸とイノシン酸の組み合わせは、相乗効果で食品を美味しく感じさせ、食事の満足感を高める効果があることは承知していましたが、食欲の、抑制効果を科学的に証明してくれたのがマーティン ユーマンズ教授らの研究チームでした。

うま味・UMAMIの科学を英国のサセックス大学のマーティン・ユーマンズ教授（実験心理学）らが証明した方法は単純なものでした。

研究チームは、食事にうま味を加えることで、食欲に変化があらわれることを確認しようとしました。被験者になっていただいた27人を２つのグループに分け、同じ朝食をとってもらいます。ここからが二重盲検無作為化比較試験になります。昼食の45分前に、一方にはグルタミン酸とイノシン酸が入っているなんとも美味しいスープを、もう片方には両方とも入っていないそれなりに美味しいスープを飲んでもらった。

実験は４日間行われました。

その結果、なんとも美味しいうま味の入ったスープを飲んだ被験者は、満腹感を感じやすくなり、昼食の摂取量が減りました。これは予想に反す結果でした。

「実験前には、うま味のグルタミン酸やイノシン酸を摂ると食欲が増して普段よりも多く食べ過ぎてしまうのではないかと予測していましたが、結果は逆に満腹感を得やすくなり、食欲が抑えられることが分かりました」とユーマンズ教授は答えています。

かつお節やイワシに含まれるイノシン酸に脳を満足させる作用があることは、近藤高史・京都大学准教授（当時）が2011年に発表した研究でも確かめられていました。

海外の方たちの研究で、うま味を効かせた食事を習慣的にとることで、高カロリーの食事を避けて健康的な食生活を維持できる可能性があることが判明したのです。和食は食塩量が多くなりがちな料理と思われがちですが、実は塩分は最小限でいいのです。塩分を多く必要とするのは梅干しや漬物であり、食卓ではごく少量いただくもので大量に食べる主食ではありません。塩分量は無視していいのです。むしろ日本食の特徴としてだしのうま味を効かせることで健康的な減塩も可能になります。

うま味の成分は単独で使うよりも、グルタミン酸やイノシン酸、原木栽培椎茸に含まれる核酸系のグアニル酸などを組み合わせることで飛躍的にうま味が強くなります。日本料理のおいしさの秘密です。

西洋料理ではイノシン酸に富む、肉や魚などと、グルタミン酸を多く含む玉ねぎやトマトなどの野菜を合わせて料理します。

このように、「うま味の相乗効果」は生命のサンサー味蕾細胞で感知され、古来からの経験値となり世界中の料理で利用されてきました。近年フランス料理も日本の出汁に注目しています。

美味しさに国境はないようです。

ちなみに、「だし&栄養スープ」の素材には昆布と原木栽培椎茸はもちろんのこと、無臭ニンニクも加えています。加熱すると甘みが出ますので栄養だけでなく活用範囲が和洋中華を選ばなくなる利点があります。世界の料理の出汁としても調味料としても使えるようになります。「だし&栄養スープ」には脂質が含まれていません。ペプチドという巨大分子のタンパク質が消化された状態になっていますので、分子が小さく脂質ゼロですので料理素材に素早く浸透し、うま味の相乗効果を素人でも引き出すことができます。

ほんとの美味しさは栄養以前の氣を感じた時に全身で感じるもの

ちょっと難しくなりますが古代の人の感性はすごいですね。般若心経では美味しさは味覚(舌)だけでなく、視覚（眼)、聴覚（耳)、嗅覚（鼻)、触覚（食感、舌触り)、というトータルの五感で感じていると説きます。これに加えて「意」があります。意識とか想いの心の作用の意味ですから、一緒に食事をする相手のことと置き換えて考えるとわかりやすいでしょう。嫌いな人と同席すると、おいしい食事がいっぺんに不味くなる。そんな経験をされた方も少なくないでしょうし、また自分の気持ちが落ち込んでいるときも美味しさも半減します。この食べ物は身体に良い悪いと善悪を付け、理屈で食べても癒しの食事がストレスに変わります。

それから食欲と味覚も関係します。お腹が減っている時には何でも美味しく感じるというのは誰しも経験があるでしょう。普段ならあまり食欲が刺激されない料理でも、「腹が減ったら戦はできない」とばかり、モリモリと食べたりするでしょう。お腹が減って食欲が高まるとうま味の感受性も高まります。生存のために備わった食欲を増進させる血中成分である身体調節機能＝内因性カンナビノイドというマリファナに似た作用と構造をもつ生理活性物質が甘みを感じやすくさせるからです。

逆にお腹がいっぱいになってきたら、脂肪組織で作られたレプチンというホルモンが血流に乗って脳内の摂食中枢に作用して、食欲調整を行う神経の活性を低下させます。この時、食欲を抑制すると同時に味蕾細胞の感受性も低下するのです。だからお腹がいっぱいになってくると、何を食べてもおいしくなくなってしまうという、ありがたい仕組みです。レプチンを受け取るのは脳だけでなく様々な器官に存在しており、この受容体が変異して機能しないと肥満体になってしまうことが知られています。

人や動物は、食べ過ぎると脂肪が増えて肥満します。脂肪が増えるにしたがってレプチンの放出量が増えるので、レプチンは適正な体重の維持に働いていると考えられています。ところが、肥満状態の人の摂食が抑制されていないのは、レプチンが効きにくくなる、「レプチン抵抗性」

と呼ばれる現象が起こるからということです。そのメカニズムはよく分かっておらず、その治療法も見つかっていません。

肥満は糖尿病、脂質異常症、高血圧などのメタボリックシンドロームの原因となるだけでなく、脂肪性肝炎や癌など、様々な疾患の発症に関わっています。

食品添加物で作った味を毎日食べ続けていると腸内細菌叢が悪玉菌優勢となり日和見菌の脂肪や糖をため込む菌が増え、様々な症状を呈していることも考えられます。難病治療の保険適用外治療ですが、自身の持つ菌を抗生剤ですべて排除し健康な人の糞便を移植して難病から体調を取り戻す人もいることを考えると食べ物による腸内細菌の変化は無視できないと思います。

女性の味覚と塩味

味覚の感じ方には男女差があるということですが、一般論としては、女性の方が男性より鋭い味覚力を有しているということになっています。もう百年以上昔のことですが、アメリカでの味覚テストによると、女性の方がより鋭い味覚を持っていることが示されたということです。それなのに一流料理人といわれるのは男性がほとんどなのは、女性の社会進出がままならなかった長年の歴史がそうさせたのでしょうか。

女性には女性特有の味覚があるのはわかります。たとえば、月経になると苦さを敏感に感じるようになり、排卵時はしょっぱさ、塩味を鋭く感じられるという報告もある。そして妊婦は性ホルモンの関与によって好みの味が変化し、場合によっては何を食べても吐き気を感じてしまう。濃い味付けを好むようになり、特に酸っぱさを好きになることはよく知られています。また、甘さはあまり好きでなくなる傾向があるとも言われます。

味覚の男女差は単なる個人差だけではなく、性ホルモンのバランスなども影響をしているのでしょう。

何を食べても太りにくい時間帯は15時ごろですから、女性が一番喜ぶ時間帯です。17時〜19時までは味覚が最高で血圧も良好です。食事もおいしく感じられ、この時間帯に塩分を多めにとっても、むしろ血圧が下がってきます。太りたい人は20時頃に食べましょう。不健康に太ります。

しかし何度も言いますが、食は癒しです。太りたくないから食べないというのでは必ずその反動が来ます。なぜなら生命は食べることでしか生きられないからです。また、糖質制限をするためにお米（炭水化物）は摂らないとか、高血圧が心配だから減塩するといったのもおかしなことです。

味覚は正直ですから、塩抜きの食事は美味しくなくて食欲がわきません。それどころか人間の体で一番必要な栄養はお塩ですから、極端な減塩は寿命を縮めるリスクがあります。塩がないと胃酸が作れません。胃酸が作れないと消化ができず、食べたものがお腹の中で腐敗してしまいます。減塩している人は、消化力が落ち滞留便に腐敗物質が増えてくるようです。便が滞留すると腐敗物質が吸収されたり、腸粘膜を痛めてしまいます。

近年はさまざまな食餌療法がありますが、五感の味覚を度外視して、塩や糖質を制限したりして、生命の本能に逆らう療法は当事者には辛い療法になっています。

食は癒しです。癒しがないと病気は治らない。まずいものを食べて我慢して病気を治すのは無理があります。食べ物に善悪はありません。命を捧げてくれる食べ物にお前は悪者だとか言ったら怒ってしまいます。

米一粒を食べたら1250粒から1500粒分の発芽エネルギーをもらっていることになります。そういう中で、お米を食べるなというような行き過ぎた糖質制限はお勧めできません。するなとは言いませんが、囚われの食餌療法だけは止めた方がよいです。食餌療法がストレスになると本末転倒です。また糖質制限をすると、脳内物質の分泌も悪くなります。免疫細胞の活性も落ち、血管の修復もうまくいかなくなってきます。

気の合わない人とご飯を食べるのも嫌でしょう。毎日、食餌療法でまずいものを食べるのも、もちろん嫌でしょう。食べ物には善悪がないから、どんなものでも美味しく頂いたらよいと思います。

純粋成分は究極の部分食

漢方薬に喘息の薬で麻黄というのがあります。これは緩やかだけど非常に効く薬です。ところが西洋医学的な発想でその喘息の薬が何で効くんだろうと研究し、エフェドリンという成分を特定し分離しました。

その後、エフェドリンで喘息の薬をつくったところ劇的な効果が得られました。ですがアメリカではそのエフェドリンの副作用により亡くなった人が100人以上でるなど、深刻な問題になりました。急激に血圧が上がり心臓発作、脳卒中で多数の死者を出したのです。麻黄だったら複雑な生命体だからエフェドリンの抑制成分も含まれて調和がとれているから副作用が少ないのです。麻黄の成分の一つだけを摂ったとき、そのような事故が起こる。効き目は激烈に上がるのです。その分副作用も激烈だったのです。エフェドリンには代謝を高めたり食欲を抑える作用もあり痩せるサプリメントの主原料として使われたことも被害を大きくしました。忘れてはいけないことは薬もサプリメントも究極の部分食である単一成分と添加物で作られています。

これは調和が乱れているということです。例えばホウレンソウを食べると石ができるから、石ができる人はホウレンソウを食べるなと言うでしょう。これもおかしい話で、ホウレンソウからシュウ酸だけをとれば、試験管の中で石はできる。でもホウレンソウの中では石はできない。有効成分を分離抽出する、これは還元主義といって複雑な生命体から一つの成分だけを抽出する考え方です。怖いことですがこれが薬の世界です。

また女性は男性に比べてうつ病になる率が高いと言われていますが、これは女性特有のホルモンの変動が関係していると考えられています。そうした体調や気分の変化を和らげてくれるのが、食の癒しです。インスタントな食品やサプリメントに頼らず、自分の味覚が正常かどうかを確かめるためにも、おいしい手料理を心掛けていきましょう。

実は「だし&栄養スープ」を使うと簡単に味が決まります。料理のストレスがなくなります。時短料理ができますし、ここ一番というときは多めに使えばプロに負けない料理が簡単に貴女の手で作れるのです。毎日の料理にストレスを感じている方も、手料理が楽しくなってきますよ。

独り暮らしの男性諸君!! 自炊に挑戦してみて下さい。まずは野菜炒めに「だし&栄養スープ」を振りかけて炒めて下さい。そのうまさに眼をむくこと請け合います。

第5章

〝一物全体〟——食の命を活かしきる

「千年前」にこめた社名

「身土不二」

「一物全体」

この二つの四文字は、多少なりとも食に関心のある人はご存知だと思います。誰がいつ頃から言い出したのかとなると諸説ありますが、明治時代の医師・薬剤師、陸軍で薬剤監、軍医であった石塚左玄《いしづかさげん》（1851〜1909年）が始めた「食養会」がその原点と言えるでしょう。

「学童を持つ人は、躰育も智育も才育もすべて食育にあると考えるべきである」

石塚左舷はこのように言って、幼児期からの「食育」の重要性を訴えました。

また、「春苦味、夏は酢の物、秋は辛味、冬は脂肪と合点して食え」と旬の食物の大切さを説き、「郷に入りては郷に従う食養法を実行すべき」と強調しています。

つまり、季節の旬のもの、そして自分が住む土地（郷）のものを食べなさいということです。

こうした「食養会」の基本的理念を継承していった多くの弟子の中から、「身土不二」「一物全体」という言葉がさかんに言われるようになったわけです。身土不二は仏典のなかにも記されているそうですから、誰かが発明したコトバということではなく、食養という観点から考えたら自ずと二つの四文字に至るはずです。

私が25年前の平成12年に「千年前の食品舎」を設立したときも、「一物全体」は理念の一つでした。「身土不二」をあえて言わないのは、それを否定したからではなく、現代の食の流通から考えると、自分の住む土地（郷）のものだけでは食材を供給できないという理由からです。未来を見据えた食料政策の失敗から現代は好むと好まざるとにかかわらず、世界から集める食べ物で健康を図る時代になりました。

私が「身土不二」よりも重視したのは「千年」という時間単位でした。人が千年も食べ続けた食品は長い年月の中で安全性が認められているという思いがあります。食の安心・安全性が問われる現代社会においては、これこそ最も大事なキーワードであると思い、社名の頭を「千年前」としたのです。千年前という中には「野生」「野生種」「原種」「栄養以前の生命力」の意味合いも含めています。

もちろん千年前の古代食を製造販売しているわけではありません。人は1日1回〝野性〟を食べると元気になれるという考えから、野生種の機能性食品として「古代食くろご・ペプチド」という黒米・黒大豆・黒胡麻・黒房スグリ（カシス）・黒い松の実をペプチド化した粉末食品や「だし&栄養スープ」をプロデュースしてきたのです。その経緯については後程述べますが、私は「くうふく自然良法」も個人として主催しています。後ほど述べますように、人は体に備わった生体リズムからしても、重い朝食をやめ空腹の時間をもつべきという考えから始めたのです。「朝食有害説」は西医学などの書籍にも書かれていますが、近年はテレビなどでその反対のことが堂々と言われたりしているので、私は自社食品の販売だけでなく、「くうふく」になる重要性を、自分自身の体験の裏付けから訴えていかなくてはいけないとの思いにもかられて、「くうふく自然良法」の普及を続けています。

夢では食べられなかった千年前の食品舎は「黒い食品」との出会いから始まった

さて、この章では一物全体をテーマにお伝えさせて頂きますが、その前に、私がいまの仕事に携わることになった直接のきっかけについて述べておきます。

創作を生涯の仕事としたかった私は京都で織物の修行から始め、やがて創作人形作家を目指すようになりました。創作を目指すようなタイプの人間は自然を求めます。自然豊かなところじゃないと発想が生まれにくいのです。デッサンの対象も人工物でなく、野山の自然を相手にしないとインスピレーションが湧きません。食にもこだわりが強く、おのずと自然食を求める様になりました。

その頃二人目の子供が生まれたのですが、夢では食べられない現実に直面していました。人形作家としての生活を確立できず、私の夢で子供たちに貧困を強いることはできない状況でした。やむを得ず会社勤めをした後、私の適性を見ていた友に誘われ自然食品を販売する仕事を始めました。ところが私は物を売ることが全く不得手でしたので、最も難しい【集客】を百貨店が豊富なノウハウと資金力で代行してくれる物産展を販路としていました。

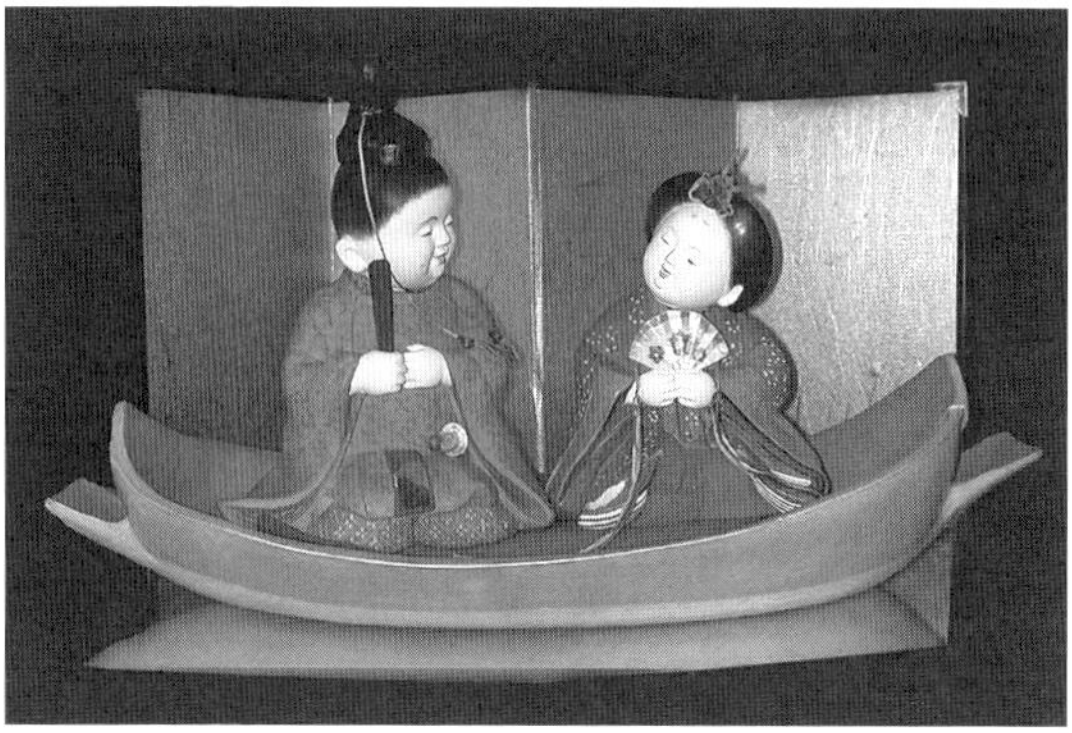

流し雛（猪股恵喜 作）

その頃、娘のアトピー性皮膚炎をなんとか「食」で治せないものかと勉強していくうちに黒い食品がよいことがわかりました。後に同士となる人が黒米、黒大豆、黒ゴマ、黒松の実、黒かりんを粉末にした「黒五類」というものが中国にあると言うので、取り寄せて分析してみたところ、ただの粗い粉で穀物の持つ脂質の酸化の心配がありました。

その「黒五類」を改良し日本で普及しようとしたその方と、あるメーカーの紹介で繋がり、私も仲間に加わることになりました。私も彼らが独自に作った原材料としての「黒五」を使い食べ物として美味しさの面からも受け入れられやすい

「古代食くろご」を開発しました。一生懸命物産展で販売していたのですが、無名な「古代食くろご」の販売は困難で売り上げの無い日もあり肩身の狭い思いもしました。ところが仲間の経営不振と中国工場の経営者が余命宣告をされるほどの健康問題で事業承継の危機に陥り、自社製品の主原料としていた「黒五」の供給が危うくなったのです。

そのころ私は天然のペプチド出汁を製造する水産加工業メーカーの顧問に就任していました。私の縁戚でもあるこのメーカーは世界で唯一、親子三代で開発した化学を使わない自然製法で、魚を骨ごと丸ごと低分子のペプチドにする技術を開発していました。「黒五」の存続問題で困っていた私を見ていた三代目が自然科学、気象学を応用した魚のペプチド化技術を使い、消化しにくい黒米玄米などの黒色穀物をペプチド化できるかもしれないと申し出てくれました。それから2億円以上する既存設備の改良を重ね「黒五ペプチド専用機」に改造し、二年半の研究を経てようやく国産化に成功したのです。

弊社の「古代食くろご・ペプチド」には野生種の黒米玄米、黒大豆、黒ごま、黒い松の実、そして、黒房スグリ（カシス）がペプチド化されています。ペプチドとはタンパク質が消化された状態のものです。体の弱った方にも消化の負担が一切かかりません。

後述しますが黒房スグリは一般にはカシスとよばれ、秘境で自生し約3万年もの間、ずっと変化を拒んだ頑固な果実です。原産地はバイカル湖周辺ですが鳥獣に運ばれ中国の長白山脈で繁茂しました。長白山脈は漢方薬に使われる野生の植物が採取できる国家管理の場所で冬場はマイナス30度以下、夏場はプラス30度以上になります。その60度以上の温度差に耐えうるカシスの野生種です。このような過酷な環境で自生する植物は栄養以前の生命力に溢れています。頂上付近はマイナス46℃にもなりますが、極寒の頂上付近でもたくましく自生しています。

二年半の研究を経て主原料となる「黒五ペプチド」がとうとう完成しました。時を合わせるように経営不振だった中国工場は火事で在庫ごと焼失してしまい、後継者はとうとう再建を断念しました。ギリギリのところで国産化が間に合ったわけです。

今度は「黒五ペプチド」をベースに「古代食くろご・ペプチド」を世に送り出さねばなりません。製品としての採算には目をつぶり、特定保健用食品の最上質のフラクトオリゴ糖を加えました。糖として吸収されないので、血糖値に影響しません。フラクトオリゴ糖は善玉の腸内細菌の餌となり代謝物として体内水素が発生します。もう一度採算には目をつむり黒煎り玄米と、海と山の野生植物ミネラルを加えました。

野生植物ミネラルというのは、野生植物を乾燥させ2000℃超という超高温で焼成すると有機物で構成される毒性のものが完全に焼失し放射線被爆を打ち消すほどの還元力が生まれます。100kgの乾燥野生植物からわずか1%だけミネラルが得られる希少品です。何よりも「古代食くろご・ペプチド」が太古のミネラルバランスに近くなるのです。

飽食の時代、お腹も空いていないのに朝昼晩と山ほど食べれば不調をきたしてしまいます。食べる量が減れば臓器は休むことができて元気を取り戻せます。

具体的には、朝食を「古代食くろご・ペプチド」や「だし&栄養スープ」に置き換えることをお勧めしています。単なる断食や朝食抜きではエネルギーが足りないので糖新生が起き筋肉を分解して糖を作りだしますので大切な筋肉が落ちてきます。さらにエネルギーが足らないと脂肪組織に蓄えていた脂をエネルギーにするため何年もかけて溜まった炎症を惹き起こす粗悪なオメガ6系の多価不飽和脂肪酸や、脂肪組織にとどまっていた化学物質が遊離して血液中に出てきます。遊離した不飽和脂肪酸は極めて危険な過酸化脂質になり全身に炎症物質を送り出すことになります。断食の好転反応の原因物質でもあります。そのため、ただ食べないのではなく、栄養は摂りながら消化吸収にエネルギーを使う必要のないペプチド食品を朝食に置き換える提案をしています。簡単ですがストレスのかからない「くうふく自然良法」というものです。一日一回お腹を空かすだけでいいのです。

水銀を排毒する一物全体食品

奈良の大仏様の誕生には知られざる物語があります。

大仏様には現在は数回に及ぶ火災で焼損したこともあり、一部にしか残っていませんが、完成当時には全身に金メッキが施されていました。でも電気がない時代にどうやって金メッキを施したのでしょうか？　大仏様のメッキ・鍍金には大量の水銀が用いられていました。水銀に金箔を近づけると常温で溶けるように吸い込まれ、金アマルガムになります。金のペンキのようなものです。アマルガムとは水銀と他の金属との合金の総称です。水銀の中に金を入れて溶かしペンキ状にして銅製の磨き上げた大仏様に塗布していったのです。そこに松明の炎を当てて３５０度以上に熱すると水銀が蒸発して金メッキになるというものです。多少の凹凸が出ますがヘラでならしきれいな表面にします。

昔はこのようなやり方で電気が無くても古墳時代から装飾品にもメッキ・鍍金を施していました。古代の人は現代の私たちと変わらぬ美意識を持っていたのかもしれません。いやそれ以上だったかもしれません。１３００年後の現代は金がはげ落ちていますが、完成した時の大仏様の本来のお姿は黄金色に輝いていました。あんな大きな大仏様に金を鍍金するには果たしてどのくらいの水銀と金が必要だったのでしょうか。

だいたい水銀が5、金が1ぐらいの率で鍍金ができるといいます。様々な説がありますが熊本大学文書館の研究によりますと金の使用量が１１２・９kgと推定されていますから水銀の使用量は５６４・５kgとなります。

ところが350℃で気化した水銀の毒が奈良盆地を覆ってしまい、それで正体不明の病気に侵される人が増えてきて祟りということになり、京都の平安京へ遷都を強いられたといわれています。奈良時代は重金属である水銀の毒も〝たたり〟としか思えなかったのかも知れません。

水銀など重金属は怖い物質です。気化した水銀は猛毒で血液と結合して全身に運ばれ、脳の有害物質を遮断する血液脳関門も通過してしまいます。末梢神経障害も中枢神経障害もひき起こします。さらに酵素を乗っ取ってしまい代謝活動に重篤な支障をきたします。インスリンを作る酵素も乗っ取ります。インスリンは、すい臓のベータ細胞で作られるホルモンですが、食事によって血液中のブドウ糖が増えると、すい臓からインスリンが分泌され、ブドウ糖は筋肉などへ送り込まれ、エネルギーとして消費されます。亜鉛は300種以上の酵素に関わっていることが知られており、インスリンを産生する酵素も亜鉛のおかげで安定して働けます。酵素には鍵穴があり亜鉛だけがその鍵穴に合致してインスリンを作り出すことができるのです。ところが水銀は亜鉛しか合致しない筈の鍵穴に入り込み酵素の働きを阻害し代謝異常を引き起こしてしまうのです。水銀はあらゆる代謝酵素を乗っ取ります。奈良盆地を覆った水銀のもたらした病気は祟りと思われても仕方がなかったのです。

私の父は刺身が大好きで毎日自分で三枚に捌いて引いた刺身を、丼いっぱい盛り上げて酢醤油につけて食べていたところは見たことがありません。主食が刺身でした。父は頭も骨も捨てずに汁にして食べていました。マグロの刺身で水銀の蓄積が問題になっていますが、刺身ばっかかり食べていると、内臓や骨、頭だとかは生ごみにして捨てているわけで、魚体の4割しか食べていないことになります。

実は重金属を体外に排泄するための力は捨てている6割の部分にあるのです。刺身だけ食べるということは重金属が体内に蓄えられていることになります。実際にアザラシとかイルカの肝臓を調べると、セレニウムがちゃんとあります。セレニウムや亜鉛には、悪い作用を抑える拮抗作用があり、毒を外に出してくれるのです。セレニウムはビタミンEの100倍の抗酸化作用があります。体の中で有害金属、水銀やカドニウムなどを無害化することも分かってきました。全てを丸ごと生かし食べ物の命の尊厳を生かし切る発想で生まれたのが「だし&栄養スープ」や「古代食くろご・ペプチド」です。頭も尾びれも廃棄するような情けの感じられない工程はありません。すべて丸ごと生かし切ります。頭から尾びれまで丸ごと食べる一物全体食の調和力の大切さがお分かりいただけるかと思います。一物全体食品に拘る理由がここにあります。内臓など捨てる部位は神の領域そのものの次世代を残す部位なのです。一物全体食品には重金属を排泄する力があります。幼稚園で発達障害の子供たちがずんずん改善したのは栄養以前の一物全体食の力だったのです。

日本は有史以来の人体実験国

いま日本の隅々にあふれている加工食品は、食品添加物で味を調えた腐りにくいというか腐らない食品。タール色素だから色鮮やかでいつまでも退色しない、美味そうで見栄えもよく食欲をそそる便利な食べ物です。コンビニ、スーパー、災害に備えた家庭や自衛隊の備蓄食品を含め、日本は戦後の食品保存技術をはじめ食品添加物、遺伝子組み換え食品の壮大な人体実験国になっています。

規制の緩い日本は、2000年頃から世界で一番遺伝子組み換え食品を食べている国と言われています。人類誕生以来の異常な事態が日本に起きています。子の代、孫の代、その次の代はどんな国、どんな健康状態の国民になっているのでしょうか。今でも癌が増えつづけています。

大量生産・大量消費がまるで美徳のように謳歌された戦後の昭和時代に、タンパク加水分解物などのおかげでインスタント食品が出回り始めました。過当な競争の中で効率化と利益をもとめる加工食品の技術はますます発展していきました。第二次世界大戦を境に毒ガスが農薬になり、兵士のための兵糧生産技術が民間食品の加工技術や食品添加物の発展に寄与しました。ちなみにフリーズドライ技術は宇宙食開発の恩恵です。

食品添加物は食中毒を防ぎ流通を容易にし、コストも食品廃棄率も下げるための必要悪かもしれませんが、私たちの健康と自己治癒力への影響は計り知れないものがあります。化学物質の影響は未知の領域に踏み込んでいます。すでに化学を使わない、完全な無添加食品はコストと流通・保存性の問題から市場にも数少なくなっているのが現実です。2024年4月に製品のパッケージに化学や合成、人工などの表現は無添加表示と組み合わせて使えなくなりましたが、「化学調味料無添加」と謳う食品でも、酵母エキスやタンパク加水分解物で味を作っているものが数多くあります。素材は入っているだけで、製品の味そのものは、自然界で有り得ない「うま味」である「酵母エキス」や「タンパク加水分解物」で作られているのが現実です。有名な自然食品の会社の製品も、おそらく一番売れている家庭用出汁の会社の有名な商品も「酵母エキス」と「タンパク加水分解物」のいずれか、もしくは両方を使用しています。この二つがないともう美味しいものは作れない状況に陥っています。一部の方を除き、石のように固い鰹節や乾燥昆布の時代にもう戻れないのだと思います。

私たちは何も自己防衛をしなければ一日100種類、19g、生涯で500kgの食品添加物を食べる時代に生きています。表示を免除されたキャリーオーバーの食品添加物が数えきれないほどあるからです。毎日、何らかの化学物質を食べるのは人類初めての経験ではないでしょうか。化学物質は自然界の成分のようには微生物で分解できません。体の中にも環境のなかにも蓄積されていきます。例えばプラスティックは分解に４００年かかかります。永遠の化学物質と呼ばれる有機フッ素化合物＝ＰＦＡＳに至っては自然界でほとんど分解されることなく私たちの身体や環境に蓄積されていきます。身近では焦げ付かないフライパンのコーティングにも使われています。内分泌かく乱物質ともいわれています。他人ごとではないのです。

化学に頼らない食品があります　世の中捨てたものではありません

ペプチドの「だし&栄養スープ」や「古代食くろご・ペプチド」この二つの食品は、縄文時代にルーツを辿ることのできる出汁文化とその後の農耕で得た穀物食文化に、【化学】を持ち込まず【自然科学】のみで開発された一物全体食品です。人の遺伝子も家族同様のペットの遺伝子も受け入れてくれる食べ物です。

縄文式土器の底に残った煮汁が出汁の始まりといわれています。「だし&栄養スープ」は魚や原木栽培椎茸の素材を丸ごとペプチド化して廃棄を無くし残渣も再利用されています。縄文の時代から続く食べものの生命を生かし切る一物全体食品です。

昭和の大発明「ペプチドリップ製法」

近年、ペプチドという言葉をよく耳にすると思いますが、タンパク質が胃酸や消化酵素で分解されて、アミノ酸が複数結合した状態のことをペプチドといいます。タンパク質に比べて分子量が小さいので、高齢者から赤ちゃん、闘病中の方まで消化にエネルギーを使う必要がありません。したがって体力の消耗もなく栄養を吸収しやすい食品です。

消化作業は体力勝負です。肉一片、卵一個を消化吸収し排泄するには27時間以上の時間を必要とします。尚、排泄される便には吸収されなかった栄養素が大量に含まれています。だから栄養を求める蝿が寄ってきます。ところがペプチドは１００％吸収され排泄物にもならないのです。それればかりでなく穀物や魚の繁殖力など目には見えない栄養、エネルギー、素材の備える生命力の吸収力を高める力のある一物全体食です。「自然の調和」があります。それが何とも美味しいのです。

一物全体をペプチド化して、しかも自然のおいしさを実現した「昭和の大発明」と言われながら、これまでなかなか市場に認知されなかったのは安価で手軽で便利さなどに価値を認めてきた時代の趨勢としか言いようがありません。本物の自然なペプチド出汁は時代に早すぎたようです。

しかしここに来て、保存料・食品添加物があふれた加工食品に対して疑問を示し、「本物の自然に」に価値を認める消費者が増えてきました。おかげさまで弊社の食品も時代の求めるものが変わり遅ればせながら注目を集める様になってきました。

では、いったい何が「昭和の大発明」だったのでしょうか。

この昭和の大発明は50年以上前に世に出ました。

私の縁戚である山陰の水産加工業を営む父子、下瀬輝磨とその息子たちが、父子三代を賭けて開発した化学を使わないでも高度な食品加工が可能なことを示した、世界でも類のない製造法を実現したものです。私はペプチドリップ製法と表記していますが、開発から半世紀を経てもなお最先端の高々度な技術です。

私たちが日常いただく食品は、野菜でも魚でも、まな板に載せられていたときは人と同じ生き物でした。決してタンパク質や他の成分の集合した物体ではありません。その生き物の命の尊厳を守る考え方から生まれた「食の命と尊厳を丸ごと活かす」のが、ペプチドリップ製法です。

お刺身を思い浮かべてくだされば分かり易いと思います。可食部分は魚の約4割です。残りの6割は家庭では「生ごみ」となり、食品工場では「産業廃棄物」として処理業者に委託処理されてしまいます。

父のくだりで述べましたようにお刺身だけを食べたら重金属が体に蓄積されますが、実は廃棄する部分に解毒する力が秘められています。廃棄される魚の臓器にも血液を作り出すなどの神の領域があります。子孫を残す臓器も神の領域です。神の領域をなぜ廃棄するのでしょうか？。

植物は太陽の光と水や二酸化炭素でわが身を生長させ種子を育み、次世代に命をつなげることができるから生命体です。根は成長点であり生命力に満ちています。動物にも植物にも感情があります。プライドも尊厳もあります。なのに人は食べ物を頂くときになぜ皮や根を棄てるのでしょうか？

なぜ頭や臓器を棄てるのだろう。頭の無い魚は泳げない。泳げない魚を食べても体にいいのだろうか？　生命力を頂けるのだろうか？　種なしブドウ、次の世代を産みだせないものを食べて体にいいのだろうか？　皆さんは疑問に思われたことはないのでしょうか。

前述したように、一物全体食の考え方は、明治に活躍された陸軍の軍医であり薬剤監でもあった石塚左玄の教えを元にしています。石塚左玄は「一物全体食」という食養の普及活動を行い現在のマクロビオテック哲学のルーツとなった方です。

大根の白い根の部分は成長点であり地中にあるので陽性。地上の青い葉は陰性であるから、葉も白い部分も両方を食べて陰陽の調和が取れる。つまり丸ごと食べることで生涯健康になれるという考え方です。

この「一物全体食」を化学によらず気圧の差に着目した自然科学（気象学）で実現したのが「ペプチドリップ製法」です。ＮＡＳＡまで巻き込んだ昭和の大発明といえる最先端技術によって可能になったのは食の安全と食べ物の命の尊厳を守ることです。ペプチドリップ製法で「だし&栄養スープ」が製造され、野生種の「黒米玄米」や原種に近い黒大豆などの黒い穀物を皮ごと丸ごとペプチド化し粉末にしたのが「黒五ペプチド」であり普及版の製品名が「古代食くろご・ペプチド」です。なお「黒五ペプチド」は原料として食品メーカーに供給させていただいて様々な製品の原料として使われています。

では、なぜこのような技術が半世紀以上も前に開発されたのでしょうか。

開発物語　父子三代　90年の想い

山陰地方でフグの珍味メーカーを創業し地域の有力メーカーにまで育てあげ、売上は当時の貨幣価値で25～26億円に上っていました。その売上は魚の命を奪った数に比例しますから、加工後の廃棄量は膨大なものになります。下瀬親子は毎日毎日魚を切り刻みながら大量の命の廃棄物に胸を痛めていました。実は廃棄する部分には命を養う無限の成分、振動情報が含まれています。見えない世界かもしれませんがこの世のすべては量子学的には振動するエネルギーで成り立っています。見える世界しか信じない方には納得できないかもしれませんが見える世界は現象の点にも満たないごく一部です。

先に述べたように、魚を刺身で食べた場合、食べられる部分は約４割で頭や骨、内臓などの栄養豊富な６割は廃棄されます。お刺身はとても美味しい日本の伝統料理の一つですが、忘れてはいけないのは魚をまな板に載せたときには刺身でなく飛び跳ねる生き物だったことです。生き物の６割も切り刻んで生ごみにしていいわけがありません。

「ペプチドリップ製法」の開発者である下瀬輝磨の回顧談が残っています。

（日本最古の健康誌「人間医学」より引用）

——ある日、父に呼ばれて病床に座ると、こんなことを言われました。

『魚一匹、丸ごとの栄養を摂れば、人生は楽しく全うできるであろうから、一生かかってやれ。わしはそれができなかった。兄貴どもは無理じゃろうが、お前なら何とかできそうだ。やってみろ』

結果として、これが三男である私への遺言になりました。父に託されたわけです。

実は、魚丸ごと人間が食べるといのは夢物語なのです。だいたい魚は食べられる部分が40％、食べられない不可食部分が60％です。その今まで捨てられていた部分、つまり廃棄物を原料にして食べ物を作れということなのです。

どうするか。可食部分を加工する私ども水産加工業には廃棄物をなくすことはお手上げです。

従来からの手法や考え方は全く役に立たない。廃棄物をどう食するか、この取り組み、これを調べるだけで40年を費やしてしまいました。

魚全体を一つ一つ部位として捉えてみました。頭、目の玉、骨、内臓、肉と分けて考えてみました。部位それぞれに良さも悪さも持っている。性質も違う、固さも違う。こんなバラバラなものが、どうして1つの商品になるのか。魚を丸ごと活かす挑戦が始まりました。

一つのヒントがありました。

それは思うに任せない開発に疲れ、外海に釣りに出かけたけた或る夏の日の出来事です。深海魚のアタリがあり一気に海面に巻き上げた時に目玉や内臓が飛び出る現象に遭遇した時でした。「そうだ、気圧の差を活用したらいい」と閃いたのです。すぐに船首を港に向け会社に取って返し、設計に取り掛かりました。

大きな真空窯を作り、強い圧力をかけ一気に解除することで、水中で魚がナイアガラの瀧のように防爆し繰り返すと濃度の濃い液体になったのです。それはまるで魚が乳化し母乳のようでした。

食の起源は母乳です。人は生まれた時からまだ見えぬ目で母の乳首を探し母乳を飲む。つまり食の起源は母乳なのです。魚には人が生きていくうえで必要な栄養素がタンパク質だけでなくミネラルや炭水化物もすべて含まれています。乳化すればまるで母乳です。

気圧の差を応用したプラントは魚に紛れ込んだ貝殻も液状化するほどの力がありました。自然科学の力を良い意味で思い知ったのです。

塩酸や硫酸などの劇物で化学的な処理をすれば液状化はたやすいのですが食べ物の遺伝子に傷が入りかねません。食べた人、その子までどのような影響が出るか分かりません。自然科学であれば発酵して味噌や醤油が醸し出されるように体に良い食べ物に生長します。この水中暴瀑技術により化学的な処理を一切せずに自然科学によって今まで不可能と思われていた魚の身や鱗、骨も丸ごとの液状化に成功したのです。然しこのままではまだまだ分子が大きく製品化にはなお遠い道のりでした。——

先端技術を求めてＮＡＳＡを訪ねた

「食の起源は母乳です」

そこに気づいた下瀬輝磨は、一物全体の液状化には成功しましたが、まだ分子が大きすぎて製品化できなかったのです。

ミクロレベルの分子をさらに微細なものにするには原子の世界にいくしかない。しかし当時の日本には相談できる相手もいなかった。そこで下瀬輝磨は単身アメリカへ飛び、ペンタゴンに挨拶し、ＮＡＳＡを訪ねたのです。以下、回顧談の続きです。

――表現が正しいかどうか分かりませんが、物の大きさはマクロからミクロに分けられる。従来、食品の世界ではミクロのレベルで止まっていたが、自然のままに分離するにはこの先の分子、原子の世界まで踏み込まないといけないらしい。

順序を追っていけば何かができるのではないだろうか。ですが当時の日本の技術では、これは不可能なこととされていました。相談に行くところもない。分子、原子とくれば原子爆弾の世界ですよね。私はある技術的な情報を得ていました。語学はできませんが、私はペンタゴン（米国防総省）へ行き、ＮＡＳＡを訪ねました。

最初は全く相手にされませんでしたが、一年がかりで「化学」ではなく「科学」でイメージとして描いていたことが出来る可能性が分かってきました。「膜分離」という考え方です。豆腐を布で包んで重しをすれば水分、つまり「透過液」が出てくるというやり方です。渡米後やっとのことで貰い受けた直径10センチ、長さ１２０センチの「膜」（限外濾過膜）一本を抱いて日本に帰り着いたときの嬉しさは今も忘れません。（以上、回顧談）――

限外濾過膜《げんがいろかまく》というのは、栄養を吸収する人の小腸の小さな小さな穴よりも更に小さなろ過膜で

す。現代ではコロナウイルスで身近になりましたがウイルスの分離、凝集などにも使われていま
す。

ではＮＡＳＡでなぜこのような技術が開発されていたのでしょうか。実は将来の宇宙ステーションを見越して開発されていたのです。１９６０年代は宇宙空間に一ポンド（約４５０ｇ）の食べ物を打ち上げるのに10万ドル、当時のレートで３６００万円かかっていました。

宇宙ステーションでは飛行士たちの飲み水が必要です。然しスペースシャトルで宇宙まで水を運ぶには１９８０年代でもコップ一杯で30万円〜40万円のコストがかかります。ある研究者に閃きがありました。そうだ宇宙空間には水があるじゃないか、宇宙飛行士の尿や汗を集めたらいい……。

ＮＡＳＡでは宇宙飛行士の排泄物を資源化する必要に迫られていたのです。

尿を限外濾過膜でろ過するとウイルスやバクテリアも除去し膜殺菌されます。熱も薬品も使わない膜殺菌によって「天然ペプチド出汁」開発以来、菌が検出されたことはありません。限外濾過膜でろ過し浄化された水を電気分解すると水素と酸素ができます。酸素に窒素を80％混ぜると南極や北極よりもきれいな空気ができます。ある触媒を通し残された水素に二酸化炭素を混ぜると飲み水ができるのです。現在宇宙ステーションの飲み水の35％は彼ら宇宙飛行士の尿や汗からつくられています。

下瀬輝磨は、NASAから持ち帰った「膜」(限外濾過膜)一本を使うことで、巨大分子のタンパク質を低分子のペプチド化することに成功したのです。50年以上前、食材の命(尊厳)を廃棄物にすることに対して胸を痛め、あまりに申し訳ない思いから始まった山陰の父子の魚の尊厳を守る挑戦が1975年にとうとう実を結びました。むろんこの限外濾過膜は現在では国産化されています。

魚の尾びれであっても目玉も鱗も生ごみではありません。一物全体を気圧の差を活用した水中暴瀑技術で液状化し、限外濾過膜で膜分離することで化学に依らず自然科学に依ってペプチド化したのが、「天然ペプチド出汁」であり現在の「だし&栄養スープ」の前身なのです。

人体の食べ物の消化工程を再現

ある九州の高名な医学者が下瀬の工場に見学に来ました。そのとき、高さ20メートルを超す異様なパイプラインが林立する工場を見て、下瀬にこう言ったそうです。

『貴方は人体の食べ物の消化工程を再現された』と。

その医学者は自分で顕微鏡を求めて「天然ペプチドの出汁」を盛んに研究していましたがとうとう匙を投げたということです。当時は大学や研究機関でも、食べ物の栄養を遺伝子や分子にまで踏み込むレベルには至っていなかったのです。

実は、この工場の建設に至るまでも相当な資金と時間がかかっています。下瀬が相談したある大学教授からは、「貴方の疑問に答えるには約20年の時間と、それに伴う研究費が必要です。その予算はどなたが負担されるのですか」といわれて、一時諦めかけたこともありました。専門家の話では、高価な医薬品として作るのならともかく、当時の7~8千万円から1億円の投資は回収できないだろうとも言われたそうです。実際、この時、開発費がかさみ25~26億円も売り上げていた会社も赤字に陥っていたのです。

下瀬式
ペプチドプラント
〔食品加工製造装置〕

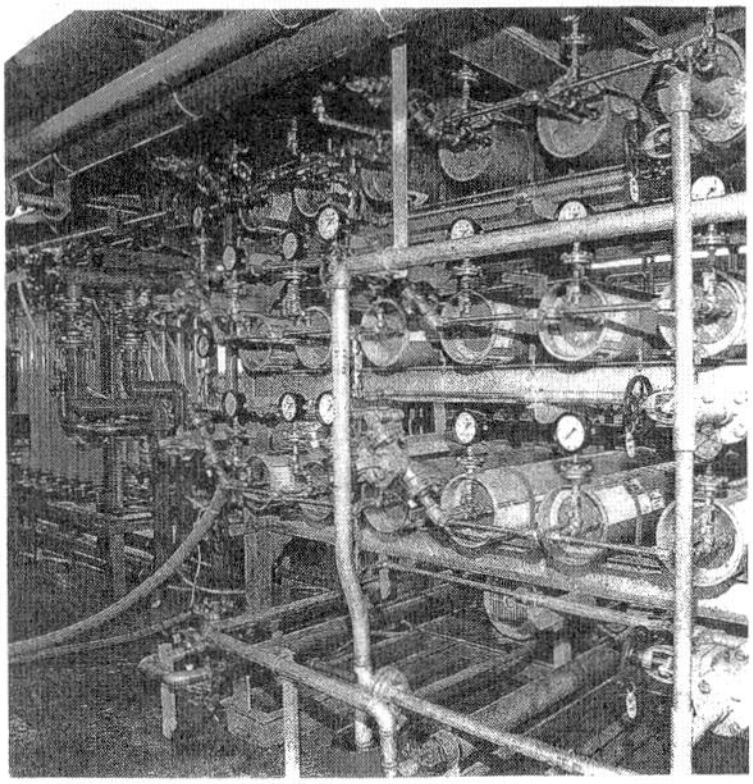

そうした周囲の事情と苦しい現状があっても下瀬は諦めず、NASAから持ち帰った一本の「膜」を基に、人体の食べ物の消化工程を再現した工場プラントを建設したのです。

3代目下瀬が私を信頼してくれたのは、私が彼の縁戚だったからというのでは決してなく、私自身が食べ物の命の尊厳を活かし切る一物全体の考え方とペプチド化技術に感動していたからです。私は、売れない時代と奮闘した3代目が亡くなった今、この昭和の大発明を後世に伝えるために4代目の若い兄弟と共に活動していま す。

「だし&栄養スープ」の原料はイワシ、カツオ、昆布、原木栽培椎茸、無臭ニンニクです。これらがすべてアミノ酸よりも吸収されやすい低分子のペプチドになったのです。

世界は広いので断定できませんが、おそらく魚や昆布、原木栽培椎茸のペプチドは世界で初めてと思います。しかも塩酸など使わずに自然科学で実現したのです。

前述の「古代食くろご・ペプチド」に使われる「黒五ペプチド」の原料は、野生種の黒米玄米や黒大豆、黒胡麻、黒い松の実、黒房スグリ（カシス）です。ペプチドとアミノ酸が2～50個ほどつながった消化された状態のタンパク質です。

ペプチドは、50万～100万分の1㎜という低分子のため消化吸収に過剰な負担がかからず、野生種黒色穀物の生命力を丸ごと頂くことができます。穀物の機能性成分は硬い殻に守られ、吸収しにくいものですが、消化された状態のペプチド化することで、機能性成分や種の生命力を消化の負担なく丸ごと摂ることが可能になりました。

実は種子には毒性があります。黒米玄米などの野生種の原料を12時間以上水に浸潤させ種子の持つ発芽抑制因子（アブシジン酸）の毒性を発芽前段階にして発芽を抑制する役割を終えさせ、無毒化しています。水に浸潤せず発芽抑制因子を消去しないで食べると、腸のミトコンドリアを侵す活性酸素の発生源となり腸内免疫が壊れてしまいます。腸には免疫細胞の70％～が集まっています。玄米菜食主義者の顔色が黒ずみ低体温になる方がいらっしゃるのはこの毒性によるものと考えられます。発芽抑制因子は落穂が秋口の暖かい小春日和を本物の春と間違えて発芽すると芽が出た後で雪が降り、霜が降り、発芽しても寒すぎて枯れてしまっては子孫が残せません。そのため本当の春が来るまで絶対に芽を出さないぞという植物ホルモンです。

発芽抑制因子を夏場12時間、冬場24時間水に浸潤させることで消去すると、玄米も普通の電気釜で炊けるようになり消化が良くなります。私たちの先祖は、体験的に12時間以上水につけ発芽前段階にすると毒が消えお米が美味しく炊けることが分かっており、圧力釜がなくても薪で炊けていたのです。従来、全粒穀物の消化吸収には多大な体力（血液）が必要といわれてきましたが、毒性を消去しペプチド化して消化の難しさを解消したということでも、おそらく世界で初めての黒色穀物のペプチドです。

専門家の間に広まった評判

「古代食くろご・ペプチド」には黒米も黒大豆も含まれていますが互いに足りない栄養を補うものです。例えば大豆には植物でありながら肉と同じリジンが多い。畑の肉と言われる所以《ゆえん》です。

ところが必須アミノ酸のメチオニンとシスチンが少ない。お米には大豆に多いリジンが少なく、大豆に少ないメチオニンとシスチンが多いのです。そのために古来から五つの黒い穀物を同時に摂ることが不老長寿のもととされ「黒五」の考え方の基本になっています。互いに不足している必須アミノ酸を補い合い、ほぼ完全食になります。日本人はあまり肉を食べてきませんでしたが、お米と大豆のおかげで世界的に長寿です。また同じ作物でも黒い作物には強い生命力があります。昔から黒い食品は腎に良いと言われていましたが生命力のもとである腎に黒色食品は集まり共鳴すると言われています。

食物繊維とフラクトオリゴ糖を餌とした善玉菌が増え腸内細菌の力で体内水素が生産されます。

野生のミネラルバランスに、還元力（身体を元に戻す力）に優れた中山式「野生植物ミネラルマグマ黒末」を加えていますので恐らく地球上のすべてのミネラルが含まれていると考えられます。

「古代食くろご・ペプチド」「だし＆栄養スープ」ともに、ある医学の大家がおっしゃって下さったように、化学を使わず自然科学で作られていますので食べてくださる方の遺伝子が拒絶せず受け入れてくれるのだと思います。

しかし、どんなに良い商品でも市場に広く認知されるには時間がかかります。知られていないことは無いのといっしょです。その点は十分覚悟していたのですが、それにしても「人体の食べ物の消化工程を再現したペプチドです」などと説明しても、すぐ理解できる人はごく少数でした。

設立した「千年前の食品舎」はたちまち窮地に陥りましたが、開発者下瀬輝磨の父子三代の労苦を思えば、どうということはないと腹を据えました。本当の理解者を地道に増やすしかないのです。下瀬親子は経営的に厳しい中でも少しでも理解者を増やそうと、大学や研究者を訪ねて、実証検査や比較研究を依頼してきました。

たとえば「女子栄養大学」では、「天然ペプチドだし」と他の出汁製品に比べての栄養価の比較研究などをして頂きました。そして学内の「出汁のコンテスト」で一番になったことも苦しい時代の報われた思い出の一つです、と回顧してくれました。

また「国立名古屋大学」では「ペプチドだし」の安全性について、ラットを使った急性毒性試験や薬学としての考察・研究をして頂きました。

こうした取り組みによって「ペプチドだし」の評判がしだいに専門家の間に広まっていったのです。

時代は遺伝子組み換え食品や止めどない食品メーカーの食品添加物依存に危機感を覚える消費者も増えてきました。

加工食品への不信感が一般消費者にも広まってきたこともあり、この五年ほどの間に、医師や治療家、自然系食品を扱う会社などからも「千年前の食品舎」への問い合わせが急増しています。

〝まるごと〟ペプチドの多様な特性

時代の流れは確実に変わってきています。創業期の長く続いた自転車操業の時期も何とか乗り越え、最近ようやく落ち着いて書き溜めた原稿や、溜まった資料をまとめる気持にもなれました。それではこの章で改めてペプチドの特性をまとめておきましょう。

ペプチドはアミノ酸より吸収されやすく2〜3分から12〜13分で１００％吸収され排泄物にもなりません。タンパク質は消化吸収されるまでに最短でも3〜8時間かかりますが、ペプチドの消化に使われるエネルギーはゼロ。そしてアミノ酸は1個ずつ吸収されますが、ペプチドは先頭が入ると残りの49個も一気に吸収される。アミノ酸よりも速やかに体内でタンパク質に再合成されやすい特性もあります。

さらに4〜5％含まれる遊離グルタミン酸はうま味成分ですが、とんでもない機能が三つあるのです。

一つ目は、体内では食べたものに含まれるタンパク質や消化液に含まれる尿素が腸内細菌によって分解され多量のアンモニアが産生されますが、アンモニア脳症があるように脳にダメージを与える物質です。発癌物質でもあります。「だし&栄養スープ」に多く含まれる遊離グルタミン酸はアンモニアと結合しグルタミンを産生し無害化してくれます。さらに産生されたグルタミンは小腸のエネルギー源になるのです。

二つめは、胃や腸の粘膜を強化しピロリ菌やウイルスやバクテリアから身を守ることです。

三つめは、このうま味成分を摂ると食事から得たタンパク質やミネラルの吸収力も高まりアルブミンが増えてくることです。

アルブミンというのは亜鉛やセレニウムなど微量元素や、脂肪酸、酵素、ホルモン、薬などと結合し、栄養や薬の成分などを全身の細胞に運び届ける役割があります。また、血液中の水分を一定に保つ働きをもち、そのほとんどが肝臓で産生されるので、アルブミンの異常は肝障害の指標となっています。どれだけ栄養を摂ってもアルブミンが少ないと体の役に立てないのです。薬を増やしても副作用が出るだけです。アルブミンが増えると薬も最小限の量で最大の効果を発揮することができます。

普通の出汁では脂質が酸化し戻り臭（酸化臭）が発生しますが、ペプチド化した「だし&栄養スープ」は酸化しないのも特色の一つです。未開封でしたら5年たっても6年たっても変化しません。実はだしに関しては体にいい筈のＤＨＡやＥＰＡは急速に酸化するために有害成分なのです。プロの調理人が出汁をとるときにガーゼを20～30枚重ねて漉しとるのも脂質、ＤＨＡ／ＥＰ

Aを取るためです。それでも夕方には戻り臭が出てきます。酸化したDHA／EPAは過酸化脂質となりアルデヒドに変化したわけです。DHA／EPAが過酸化脂質に変化すると、速やかにタンパク質や遺伝子のDNAだけでなくリン脂質に結合して構造を破壊しさらに機能性も破壊します。同業者の迷惑になるので、あまり言いたくありませんが酸化した出汁を摂ると正常細胞が侵され、あらゆる病の遠因になりかねません。「だし&栄養スープ」は、液状化した魚を限外濾過膜に透すことで、酸化しやすい脂質の粒子は透過できませんので理論上脂質はゼロになります。

また、圧力釜が有害だと聞いたことがある人もいるかと思います。実は、瞬間的には130℃を超す高温になることもありアミノ酸が変性して栄養が壊れてしまうのです。

そのため、「だし&栄養スープ」では、真空下で圧力を与えて一瞬で解除し、60℃という低い温度で沸騰するようにして、骨まで乳化しています。

そして、「古代食くろご・ペプチド」も丸ごとです。丸ごとではどういうことが起きるかというと、栄養以前のエネルギー体を食べることになります。お米は1粒で1250～1500粒、ゴマ一粒は4800～5000粒の生命を生むエネルギーが宿っています。

前述のとおり、私は昭和の大発明を後世に伝えるために4代目の兄弟と共に活動しているのですが、これで商売・ビジネスをしているという気持は薄く、ご縁のできた方が健康で幸せになれる栄養以前のエネルギーに満ちた「まるごと食品」「一物全体食品」をお伝えしたいという思いです。

「買《こ》うての幸い、売っての幸せ」

これは、私が大好きな女流作家・高田郁さんの作品中にある言葉です。「だし&栄養スープ」「古代食くろご・ペプチド」も買っていただいた人、製造現場の人、お伝えしてくださる人たち、原料を供給して下さった漁師の方、農家の方、皆が幸せになれる製品を目指しています。「買《こ》うての幸い、売っての幸せ」です。

第6章

快復食でもある丸ごとペプチド

同種の法則、ホメオパシー

私は元来、商才が無いというか、モノを売ることが苦手な人間でした。お金が絡んだとたんに力が出なくなるのです。とても買ってくださいとは『売りつける』ようで言えませんでした。両親は生活のため、子供を育てるため、家を建てる具体的な目的のため身を粉にして働いていたと思うのですが、その背中を見ていてもお金の力の尊い意味が分かりませんでした。欧米でいうところの「金持ち父さん・貧乏父さん」の教育なんて受けたこともありません。そんな私だからこそ、売るのではなく、お伝えする「千年前の食品舎」を立ち上げることができたのだと思います。栄養以前のエネルギーをお伝えするのであれば売りつける必要もありませんので情熱が湧いてきます。報酬は目的になりませんでした。お伝えしたいことですから何もかも度外視して一生懸命お伝えすることに専念できました。

「一物全体食品」こそが次世代を産みだす見えないエネルギーを丸ごと摂ることができます。何度も申し上げますがお刺身を食べるには頭も内臓も廃棄しています。「頭の無い泳げない魚を食べても体にいいのだろうか？　内臓の無い魚を食べても体にいいのだろうか？」ずうっと疑問だったのです。廃棄部分は神の領域です。

２０２４年の春先に東京の出版社から連絡がありました。「一般社団法人・鉄ミネラル」の設立者であり代表講師である野中哲也氏と「対談」の依頼でした。（野中氏の書著の中に掲載する「対談」の依頼）。

実は野中先生はご自身の主催する「鉄ミネラル」の実践の中で「だし＆栄養スープ」を導入して頂いています。

野中先生は、一般市民（先生はママ友とおっしゃいます）向けに鉄ミネラルを体質改善にとり入れる食事プログラムの啓蒙活動をされてこられた方だけに、お話をしながら、的を射た鋭い質問に私も刺激を受け、今後の展開のヒントになることもいくつもいただきました。

そこでこの章では、野中先生との対談の中から、これは大事と思う要点をまとめていくことにします。

なぜ私が「丸ごとにこだわったのか」ということは必ず質問を受けることですが、その流れの中で、「同物同治」という事例を話すことがあります。野中先生との対談では、私が「類似療法」「同種療法」で花粉症を治したことをお話ししました。

先にも少し触れましたが、私は30年ほど前、とんでもない花粉症でした。目が膿んでドロドロになるので、ステロイドの点眼薬で抑えていたら、その副作用で毛細血管が脆くなってくしゃみをしても毛細血管が破れ、白目が真っ赤に腫れ上がってしまいました。白目が真っ赤な人って不気味ですよね。当然仕事にも影響が出ました。

何とかしなきゃと、いろいろな文献を調べるうちに「同種療法」に行き当たり、虫媒花粉を身体に入れてみることにしました。それはアメリカのサプリメントで、蜂が幼虫の餌に集めてくる花粉団子、つまり虫媒花粉に消化酵素を混ぜたものでした。それを2瓶取り寄せて、1瓶の3分の2を飲んだところでなんと、症状が霧散し、跡形もなく治ってしまったのです。それから30年再発していません。

花粉症を惹き起こすのは風が運んでくる風媒花粉。花粉症を治すのは虫が運んでくる虫媒花粉です。これが「類似療法」「同種療法」との出会いでした。

「ある症状を起こす物質はその症状を取り去ることができる」という同種の法則、症状を惹き起こす物質を限りなく薄めて摂取する療法をホメオパシーといいます。信じない人もいっぱいいらっしゃると思いますが、私が花粉症を花粉で治したように、これが「類似療法」「同種療法」というものです。

実は「一物全体」という考え方もこれと同じなのです。ある生命を丸ごと摂ることによって、いろんな臓器の情報（振動）が得られます。例えば、肝臓が悪い方は健康な動物の肝臓を頂いたらいいというのが「同物同治」です。腎臓が悪い方は健康な動物の腎臓を頂く、そういう基本的な考え方があったので、何も捨てない丸ごとにこだわったのです。「だし&栄養スープ」の原料、カタクチイワシなど小さな魚は丸ごと食べることができますので一物全体の振動をいただくことに適しています。

オットセイと同物同治

女性には抵抗のある例えかと思いますが男性の強精剤にオットセイの陰茎と睾丸を乾燥させた漢方薬があります。「海狗賢《かいくじん》」といわれるものですが、オットセイの陰茎や睾丸がその原料となっています。

オットセイは強いオスのみが子孫を残すために、熾烈な争いに勝ち残った一頭のオスが60頭から80頭のメスを従えたハーレムを作ります。一か月間に及び飲まず食わずに交尾し子孫を残します。その間侵入する他のオスも撃退せねばなりません。体重は1／3に減るそうです。

正に絶倫です。「海狗賢《かいくじん》」、これは「同物同治」の考え方による漢方薬ですが原料のオットセイの陰茎と睾丸を分析してみるとカロペプタイド（アミノ酸・ペプチド混合物）という良質なタンパク質が発見されています。慶応大学医学部の発表によればカロペプタイドは哺乳動物の末梢血管を拡張し血液の末端組織への流入を昂進させる特性が強いそうです。この作用は現代のＥＤ治療薬の効能と変わりません。睾丸には成長ホルモンや、男性ホルモンの分泌を促すアルギニンも豊富に含まれています。

「同物同治」という考え方は迷信や体験則から生まれたのかもしれませんが、後年迷信を挟まない科学によってその「同物同治」の効能は図らずも証明されたことになります。

眼の振動情報

『運転免許の条件付き（眼鏡等）がなくなりました。僕は「だし&栄養スープ」しか飲んでないんです』

東京に住むある取引先の青年から、そんな電話がかかってきたことがありましたが、これも同物同治、同質療法で説明ができます。「だし&栄養スープ」５００ｇにカタクチイワシを約２００匹丸ごと使っていますので目玉の情報は４００個、腎臓の情報は２００個、膵臓の情報も２００個入っているという計算になります。しかも海で浄化された臓器の振動情報です。

その青年はカタクチイワシ数百匹分の情報（栄養素）を毎日飲んだことで視力が改善し裸眼の運転が許されたのかもしれません。実は視力に関する報告は発売当初から時々頂いています。

欧米では、ボーンブロス・スープが快復食としてさかんに使われていると、野中先生がおっしゃっていました。ボーンブロス（bone broth）というのは文字通り、家畜の骨（bone）を煮込んでとる出汁《だし》（broth）のことです。

「胃腸の粘膜が弱って鉄もタンパク質も摂れなくなった人は、アミノ酸に近い形のタンパク質を摂って胃腸の粘膜を再建すればよい」と野中先生は考え、世界中の快復食を調べてみました。すると日本では「鯉コク」といって鯉1匹丸ごとコトコト炊いたスープ、韓国では牛骨からとっただしスープ、中国にも鶏ガラスープだけの薬膳がありました。また、SNSのニュースフィードで、今ニューヨークではボーンブロス・スープスタンドがはやり始めていることを知りました。

欧米では食生活の見直しの中から流行りだしたのでしょうが、骨髄の栄養が摂れる骨のスープは昔からよく知られていた健康快復食でした。ラーメンのスープを思い浮かべたらよくわかります。骨にはうま味成分やさまざまな栄養素が含まれていますから、豚の骨や鶏ガラなどからとったスープを独自の味としているラーメン店は全国に数多くあります。

野中先生は、食事プログラムとして「ボーンブロス・スープを毎日飲んでください」とお勧めしていたそうですが、このスープをつくるのは大変な手間暇がかかります。そんなとき、野中先生のスタッフの一人、治療家であり大学教員でもある田保摩耶先生が見つけてきたのが、私どもの「だし&栄養スープ」のペプチドだったのです。

医学、栄養学では、体の中のタンパク質の蓄えを「アミノ酸プール」と言うそうです。そのアミノ酸が不足すると、全ての細胞の中にあるタンパク質製造工場が動かないということです。十分な量のタンパク質を摂るためには、アミノ酸かペプチドのような小さなタンパク源で摂取する必要があるというのが、野中先生の食事プログラムの基本でした。

「それさえできたら、そのうち鉄も摂れるようになるので、体の中で酵素反応が活性化しタンパク質やコラーゲンをつくることができる状態に戻って、緩やかに体調がよくなっていきます」ということです。

野中先生は「コラーゲン由来のペプチドというところが一番ありがたいのです。コラーゲンもタンパク質の一種ですし、『だし&栄養スープ』のタンパク質は、そのままのタンパク質ではなく、ほとんどアミノ酸に近いペプチド状態のアミノ酸食材になっています。実は、それが我々が一番使いたいものです」と、野中先生はおっしゃっていました。

さすがに食事プログラムを長年続けてこられた野中先生だけに、「だし&栄養スープ」ペプチドの価値を本質的なところでご理解いただき、私のほうこそ出会いに感謝しています。

コラーゲンだけではない遺伝子情報

コラーゲンの話が出てきたので、この点について私の考えを述べておきます。

コラーゲンをとると確かに肌がきれいになるというので女性はとくにコラーゲンの含まれた化粧品や食べ物もサプリメントも大好きです。しかし、コラーゲンは分子量が30万あるので、本当は塗っても食べても吸収できるはずがないのです。ところが美への渇望はプラセボ効果というのでしょうか効くはずがないのに効く人が出てきます。私の知人の女性もミカン肌がつるつるになりました。本当に肌理《きめ》の細かい赤ちゃんのような肌になりました。分子量が大きくて吸収されなくても、体内でコラーゲン生成を誘発するのでは、という考え方もあります。信じる力は凄いと思います。

化粧品メーカーも食品メーカーもさまざまなコラーゲンの商品を開発していますが、主流のマリンコラーゲンは、魚の鱗を原料にしてつくられます。魚皮にもコラーゲンが多いのですが油脂も多く油脂除去の手間とコストがかかります。そこで鱗を使い加熱や酵素で分解します。この抽出方法ですと活性を失いにくいのですが、天然魚の鱗は小さく効率も悪いのです。そこで流通するコラーゲンの原料は養殖したテラピアという川魚の大きいウロコを使うことが多いのですが、なかなか溶かすのが大変です。しかし何としても分子を小さくしないと吸収されません。

そこでメーカーは、低分子にするためのコストを考えて塩酸水で圧力をかけて溶かしたりするわけです。しかも塩酸を中和するのに強アルカリの苛性ソーダを使っています。目に入ると失明するような劇物です。ところが劇物で溶かしたり中和させたりするのですから遺伝子がダメになるので、分子が小さくなっているのに思いのほか効果は出づらいのです。塩酸で火傷するように遺伝子も火傷をして変成しているからかもしれません。

「だし&栄養スープ」の開発者下瀬輝磨は50年以上前から塩酸の弊害に気づいていました。塩酸を使えば簡単ですが、塩酸を使うと遺伝子がダメになることに当時から気づいていて、何とか化学を使わない自然製法でつくりたかったのです。食べた人、その子供にもどんな影響が出るかもしれません。塩酸などの劇物を使わずに丸ごと摂ることができればいろんな臓器の情報が得られます。例えば、肝臓が悪い方は健康な動物の肝臓をいただいたらいいというのが同物同治です。そういう基本的な考え方があったので、自然製法を使った何も捨てない丸ごと食品にこだわったのです。

ところが、出汁に関しては、DHA（ドコサヘキサエン酸）とEPA（エイコサペンタエン酸）は酸化しやすい油脂ですので有害成分になります。DHAは体に必須の脂肪酸です。青魚の油に多く含まれるEPAも人の体内でほとんど作ることができない「必須脂肪酸」の一種で、体内の免疫反応の調整、脂肪燃焼の促進、血管壁の収縮など、さまざまな働きがあることはわかっています。ちなみに、あるメーカーは、「酸化から守るセ○ミ○配合」と謳って、DHAとEPAのサプリメントの売上を伸ばしていますが、「だし&栄養スープ」では酸化不可避と考え限外濾過膜で100%除去しています。超微細膜ですので油の粒子が透過できません。(物理的には100%除去です。分析では0・2グラムとか、ごくわずかには誤差が出るときもあります。栄養成分表示には誤差範囲ですから0表記が認められています)。

下瀬輝磨は出汁の再発明をした

「だし&栄養スープ」の大きな特質は、油脂がゼロのスープということです。酸化しやすい油脂は有害ですが、限外濾過膜で油脂の粒子が取り除かれたことによって、極めて酸化しにくい日本食の歴史の中で誰も思いもつかなかった出汁が、50年以上も前に山陰の父子によって生み出されていたのです。下瀬輝磨によって限外濾過膜が導入され日本の出汁の概念が変わってしまいました。

皆さんご存じのスマホを世界に広め人類の歴史をひっくり返したスティーブ・ジョブズのプレゼンの名言、『**僕たちは電話を再発明した**』……**この瞬間世界が激震しました**。

私の中でも激震が起きました。誰も気づいていなかったけれど「だし&栄養スープ」は縄文時代にルーツを遡る世界に誇る日本の「出汁」を『**再発明**』していたのです。

縄文人は人類で初めて栄養スープを飲んだ

土器は食べ物を煮炊きするものとして発明されました。日本の縄文式土器は世界の古代文明の中で最古のものといわれています。約1万5500～1万6500年前のものと推定される土器片が青森の大平山元遺跡で出土しています。土器の発明により煮炊きの食文化が発達しました。生食の難しかった栗等の食の広がりが「遊牧・遊動」から「定住」に変わっていったのだと思われます。

煮炊きした土器には焦げや脂質が残っておりその分析からわかることは野草や獣の肉などうま味の詰まった煮汁がたっぷりだったということです。煮汁は栄養スープです。縄文人は煮汁の美味しさに出汁のルーツとなる原型を残しました。それが日本の出汁文化の始まりになります。出汁の実態は栄養スープです。日本人のルーツ縄文人は世界で初めて栄養スープを飲んだ人類になります。

保存料も添加せず5年以上の長期保存が可能になった

1975年の発売当初、防衛省（当時は防衛庁）において、保存食にできるかどうかの試験があり、５年間、全く変化がないことが認められました。防腐剤を使わずに5年間も保存できるので、こちらからの働き掛けもあり厚生労働省が渋々「天然」表示を許してくれました。

弊社でも加速試験でテストをし直したら６年間変化しませんでした。恐らくテストを続けていたら10年ぐらい変化しなかったと思います。今では途中で加速試験を止めなかったらよかったと思っています。実は分析センターに預けた検体が10年分に足りなかったのです。

「だし&栄養スープ」の実体はフィッシュボーンブロススープで、マリンコラーゲンスープでもあります。コラーゲンはうろこや骨以外に、皮にもコラーゲンが多く含まれています。うろこの表面はケラチン、皮膚に近いところがコラーゲンです。気圧の差を使って丸ごと乳化することによって、その全部を摂ることができます。普通は皮膚に近いところのコラーゲンしかとれないのですが、丸ごととると、ミネラル層とかケラチンとか全ての情報が残っています。一物全体丸ごとにこだわったのは、情報を残すためです。

人の栄養を吸収する小腸の粘膜よりも細かい「限外濾過膜」という超微細膜に母乳のように乳化した魚を押し透すと、膜分離され50万～１００万分の1ミリのペプチドになります。この工程を繰り返すと殆ど残渣が出ません。まさに一物全体食になるのです。このペプチドにはコラーゲンだけではなく、生命の遺伝子情報が振動として残っています。振動を身体に入れることによって、体の不調が整ってきます。

繰り返しになりますが、出汁にとって青魚の体にいいはずのＤＨＡ・ＥＰＡは過酸化脂質になり有害です。料理が時間をおいて臭いだす〝戻り臭〟の原因でもあるのですが、限外濾過膜で油脂の粒子が取り除かれたことによって、きわめて酸化しにくい出汁が出来たわけです。一般のボーンブロススープは骨の残渣が残りますが「だし＆栄養スープ」は骨も丸ごと低分子化されスープになっています。残渣の出ないボーンブロススープといえます。これを体に入れることによって、自然治癒力が高まってきます。正に食べ物の力、同物同治です。スプーン１杯の水で約１０００ギガの記憶容量があると言われますが、一物全体の健康な臓器の振動の記憶が残っています。そのような振動の記憶が「だし＆栄養スープ」でなんとも美味しく頂けます。

過去にペプチド化させる最先端製法の技術漏洩事件が１００件以上起きましたがノウハウというブラックボックスがあって、皆さん再現に失敗なさいました。今まで積み重ねたノウハウは盗用できなかったのです。しかし最先端の技術だっただけに、その開発に資金と時間を要し、赤字の積み重ねで、一度は倒産し、「天然ペプチド出汁」を引き継いだ下瀬三代目の工場も資金繰りが付かず、いつ消滅するかという状況でした。

その頃、私は三代目の要請で顧問として昭和の大発明をいかに後世に伝えるべきか模索していたのですが、ある日、天から降りてきました。「この出汁の実体は魚丸ごとの栄養スープじゃないか」と閃いたのです。これは１００年以上続いている日本最古の健康誌「人間医学」に大浦先生の「ペプチドだし」に触れた記事がありその中で、**「このペプチド出汁の実態は魚丸ごとの栄養スープであり、飲む点滴である」**と記事を読んだ瞬間に閃いたのです。

発想を切り替えました。そして、ネーミングを大浦先生の了解を得て「だし＆栄養スープ」に変えたら分かりやすかったのか、響きがよかったのか、急速に市場に認知され広がり出したのです。ただの「だし」というネーミングでは全く通じませんでした。ペプチドそのものが時代に早すぎたのです。これが開発の経緯です。

ペプチドとは何か？

「ペプチドって何ですか？」

以前はよくそんな質問を受けました。最近は「ペプチド」と名のついたサプリメントや健康食品がたくさん出回っていますので、ペプチドとは何かということを説明しなくてもよいのかもしれません。それでも基本的な知識として、まずタンパク質とは何か、中学の理科で学んだことからおさらいしておきましょう。

タンパク質は20種類のアミノ酸が50～数千個結合した高分子化合物で、筋肉や臓器など体を構成する要素として非常に重要なものです。タンパク質は、アミノ酸の組み合わせや種類、量などの違いによって形状や働きが異なり、酵素やホルモン、免疫物質としてさまざまな機能を担っています。

そして、ペプチドとは明確な定義はないのですが、タンパク質が体内の消化酵素で分解されて、アミノ酸が2個〜49個くらいが複数結合した状態のことです。69個までという説もあります。

肉、魚、牛乳、大豆などに含まれるタンパク質を噛むという原始的な機械的消化が始まり、胃液や酵素で消化されアミノ酸やペプチドにまで分解されて、初めて身体に吸収されていきます。

病気や極度の疲労の状態では中途半端にしか消化分解することができず吸収されないまま排便されてしまいます。実験室レベルではアルブミンという重要なタンパク質をアミノ酸まで分解するのに200時間かかったそうです。かなりの栄養が吸収されないまま排便されていることになります。

後述しますが、肉や魚のタンパク質からアミノ酸を摂ろうとすると、消化され吸収されるまでに食品によっては24時間以上かかりますが、タンパク質に比べて分子量が小さく既に分解された状態のペプチドは2〜3分から12〜13分で100%吸収されていきます。排泄物にもなりません。頂いた命がそのまま私たちの細胞の一つに生まれ変わってくれます。

生体の恒常性（ホメオスタシス）の維持に役立っているホルモンの種類のなかに、アミノ酸が21個の鎖状のものと30個の鎖状のものが結合したペプチドホルモン・インスリンというのがありますが、膵臓から出るホルモンのインスリンは、血液中を流れる血糖を一定の範囲におさめる働きを担っています。そのインスリンが十分に働かないために血糖が増えてしまう病気が糖尿病です。

ペプチドは、体の組織をつくるタンパク質を効率的に吸収できるというわけで、近年魚肉や大豆由来のペプチド食品が多数商品化されました。そのいくつかを挙げてみますと、

牛乳に含まれるタンパク質が由来成分でカゼインや脂成分を取り除いたホエイペプチド。魚肉に含まれるタンパク質が由来成分で必須アミノ酸をバランスよく含む魚肉ペプチド。大豆に含まれるタンパク質が由来成分の大豆ペプチド。イワシのタンパク質が由来成分で必須アミノ酸が豊富に含まれており、バリルチロシンという物質によって、血圧を安定させる効果があるイワシペプチド。コラーゲンが由来成分のコラーゲンペプチドなどがあります。

これらのペプチド食品は、疲労回復効果（大豆ペプチド）、血圧を安定させる効果（イワシペプチド）、美肌効果（コラーゲンペプチド）などが謳われています。そして、市場に出回っているペプチド商品のほとんどは、「〇〇ペプチド」というネーミングになっていますが、私はあえて商品名にはそれを出していません（もちろん商品説明には書いていますが）。それは「だし＆栄養スープ」は、イワシやカツオペプチドだけでなく昆布や原木椎茸、無臭ニンニクなども丸ごと低分子にした、総合的なペプチド食品だからです。

アミノ酸よりも吸収が早いペプチド

野生動物はたっぷり食事を摂ったあとは、ごろんと寝転んで何もしません。食べ物の消化には相当なエネルギーが必要ですから、すぐ近くに獲物が現れても動こうとしません。

その点、食いしん坊の人間は、甘くて美味しそうなものを目の前にすると、満腹になってからも〝別腹〟と称し、ケーキなどを食べようとします。実際に満腹の胃袋にググっと音を立てて空間が生じるのです。その挙句、食べ過ぎて胃薬を飲んだりお腹を下したり、肥満体になってダイエットにまた無駄なエネルギーやお金を費やしたりします。

私たちの身体は、食べ物を消化・吸収するのに相当なエネルギーが必要という仕組みになっています。少食の人も大食漢もその違いはなく、また三大栄養素と言われるタンパク質、脂質、炭水化物が生命維持や身体活用に不可欠です。私たちの生まれ故郷は海、お塩など生命誕生のミネラルも必須栄養です。

食物はまず、口腔内で唾液と混ざり合いながら細かく噛み砕かれ機械的消化され、食道から胃へ到達し、水で一時間前後、消化しにくいもので5時間前後、滞留し酵素と酸を含む胃液と混ぜ合わされます。そして十二指腸で膵臓と胆嚢から消化液が分泌され、小腸に送り込まれ栄養素が吸収されます。

大腸では18時間前後かけて小腸で吸収しきれなかった水分やミネラルが吸収され固形の糞便を作ります。口から食べて排泄されるまで約24時間から48時間もの時間がかかっています。消化吸収には膨大な体力が必要なのです。

食べたものを吸収するのにこれだけの時間とエネルギーがかかっているわけですが、ペプチドはすでに消化されている栄養素ですので消化吸収に一切のエネルギーが不要です。しかもペプチドにはとんでもない力があります。それはどういうことかというと、タンパク質が消化された状態のペプチドは、アミノ酸よりも吸収が早く、体内でタンパク質に合成される時間もアミノ酸よりも早いのです。

つまり病中病後、闘病で疲れ果てて消化する体力のない方も水さえ飲めれば一物全体の丸ごと情報と栄養が摂れるのです。「飲む点滴」と大浦先生が喝破されたことから「だし&栄養スープ」の現在があります。

生物の構成成分であるタンパク質はこのアミノ酸から出来ています。タンパク質は水の次に多い生体成分で、ヒトでは体の約15~20%を占めます。タンパク質の最小単位がアミノ酸です。

ヒトのタンパク質を構成するアミノ酸は20種類で、体内で合成できないもの（必須アミノ酸）と合成できるもの（非必須アミノ酸）に分けられます。必須アミノ酸/非必須アミノ酸の種類は生物種や年齢、生体状況によって異なりますが、必須アミノ酸は食事などから摂取する必要があります。

必須アミノ酸が、〝必須〟といわれるのは、逆説的になりますが、体内で合成する必要がない重要度の低いアミノ酸ということです。ですから含まれるアミノ酸によって食べ物に善悪や優劣をつけることはありません。美味しいと思う食べ物に、食べたいと思う食べ物に今必要な栄養が入っています。必須アミノ酸にあまりこだわる必要はないかもしれません。

腸にはペプチド専用の受容体があって、アミノ酸なら1個ずつしか入らないけど、ペプチドだったら、先頭のアミノ酸が1個入ったらあとは一気に入るので、吸収にエネルギーが全く要りません。

しかも、ボーンブロススープと一緒で、遊離グルタミン酸は腸粘膜を強くする作用があります。グルタミン酸が遊離化されているので、腸の粘膜、胃の粘膜の再生が早くなり、ピロリ菌が作り出したりタンパク質の消化過程で作られる脳の毒でもあり、発がん物質でもあるアンモニアをグルタミンに合成し腸の蠕動運動のエネルギー源にします。有難いことにうま味成分がアンモニアという毒素を解毒しているわけです。繰り返しになりますが、何よりもペプチドは飲むと2〜3分から12〜13分で100％吸収されて、排泄物になりません。アミノ酸よりも早くタンパク質の合成が行われます。そのような特徴があるので、単なるサプリメントでアミノ酸の集合体をとるよりも調和がとれていますので過剰摂取の心配がありません。サプリメントによる純粋な成分の過剰摂取には身体は耐えることができません。純粋は身体にとって不自然だからです。しかし身体が本当に困った非常時には吸収します。ホメオスタシス、生体恒常性はとても柔軟なんです。

ちなみに鉄分は赤血球を作るのに必要な栄養素ですが、やたらに鉄剤をとると体がズドーンとしんどくなるときがあります。鉄がさびて、活性酸素がワーッとできてしまう。または鉄剤で活性化され、細胞のなかのアミノ酸などの栄養成分を使いはたし栄養の枯渇状態になり、動くのが辛いくらいにしんどくなってくることがあります。

タンパク質と鉄は絶対的に重要な栄養素です。ところがこの2つが一番吸収されにくいのです。鉄分や栄養を摂るためには、まず胃腸の粘膜の強化が大切です。

酵素があっても鉄がないと反応しませんし、酵素をつくるための鉄は吸収しづらいのです。そこで「だし&栄養スープ」を摂ると、食べ物からとったタンパク質とミネラルの吸収力が上がります。吸収するのに一切エネルギーが要らないので、病弱な方にも適しています。

ある調味料メーカーが実験をしました。老人介護施設で低アルブミン血症のおじいちゃん、おばあちゃんを選んで協力してもらい、おかゆに遊離グルタミン酸を混ぜたら、有意にアルブミンがどんどん増えていきました。消化に体力は要らないのです。アルブミンが少ないと栄養成分も薬の成分も全身に運べません。それとは逆でアルブミンが増えるとクスリも最小限の分量で効果を発揮できます。薬の副作用の低減にもなります。

分析には表れない見えない栄養

私はいわゆる西洋の「栄養学」というものをあまり信用していません。むろん全否定するつもりはないけれど、栄養至上主義的な発想がおかしいと思っているし、一物全体食とか民俗の食文化とかいうものをほとんど無視しているからです。つまり見えない栄養を見落としているからです。栄養以前の生命力です。昔は感染症などで平均寿命が短かったのですが感染症を乗り越え60歳まで生きた方はとても長命でした。お寺の江戸時代の過去帳の調査で分かったそうです。

徳川家康は当時の平均寿命の倍ほど75歳。『養生訓』で現代でも有名な貝原益軒は85歳、葛飾北斎は90歳まで生きました。あまり肉を食べないし栄養学的にはタンパク質が足りないはずなのに、江戸時代のご先祖が長命だったのは栄養以前の一物全体食、生命力に満ちた食べ物を感謝して頂いていたおかげだと思います。栄養学には頂く食べ物の生命力と感謝の心という見えない栄養が欠けているのです。化学物質や化学肥料、農薬、添加物の無い時代は生き物は皆、生命力に満ちていたのだと思います。

プロテインサプリで胃腸の炎症が？

野中先生の食事プログラムも栄養学ではなく、調理技術や食文化などを踏まえたうえで栄養が体内に吸収される反応などを考えて行っていると語っておられました。

その話の中で野中先生は、こんなことをおっしゃっていました。タンパク質が体内に少ない人が、タンパク質のプロテインサプリを飲むと、胃腸が炎症を起こしたり張ったりする、「実は、タンパク質不足の人が一番とってはいけない食べ物はタンパク質なんです」と。目からウロコでした。

プロテインでさえも炎症が起きることを初めて聞きました。

栄養学というのは、プラスかマイナスかという単純な学問ではないにしても、ある栄養素が足りないと、不足しているその栄養を補給すればいいというわけで、なまじ栄養学を齧った私たちは鉄分なりプロテインなりをじゃんじゃん摂ろうとします。病院では高血圧の人は塩分を控えなさいということで、減塩レシピのまずい院内料理を食べさせる。まずくて完食できないと計算されて加えられている塩分が入ってこないので塩不足となり病気の治りが遅くなります。最近はさすがに予防医学の見地から「減塩療法」の弊害を言う人も増えつつありますが、それでも減塩レシピを信奉する人の方が大多数でしょう。

プロテインサプリを飲むと胃腸が炎症を起こしたりするという野中先生の話は初耳でしたが、私なりによく理解できます。実は、私のところにもよく腎臓を患った方のご家族から、「だし&栄養スープ」はタンパク質の過剰摂取にならないかという問い合わせがあるからです。

この質問に答えるためにいろいろ調べたところ、ハーバード大学の医学部と、その附属病院の研究でわかったことは、全てのタンパク質が悪いのではなく、腎臓に負担が来るのは牛の赤身と豚の赤身で、魚とか植物性のタンパク質は負担がほとんどないということでした。食品添加物の入った加工肉は論外です。

そういう意味では、「だし&栄養スープ」の原料は、野生の魚、昆布、原木椎茸、無臭ニンニクなので、最も負担が来ないものだと思います。実際、腎臓の病院でも使っていただいています。

ラグビーとか野球とかアスリートの選手たちは、よくチーム単位でプロテインサプリの摂取を勧められるそうです。しかし選手たちの体調や栄養状態などには個人差がありますから、プロテインサプリを消化ができずゲーゲーやっている人が結構いるということでした。

アスリートの人は鉄不足の貧血になりやすいということで、野中先生はこんなことも話しておられました。

「特に、足裏に衝撃を受けると赤血球が壊れるので、運動が原因で貧血が起きる。あと、アスリートは代謝が高くないと運動できないので、代謝を上げるためにも鉄が必要です。食事からは鉄がなかなかとれないので、極端な場合は血管に直接鉄を注射するということになって、日本陸上競技連盟から『不適切な鉄剤注射の防止に関するガイドライン』（２０１９年）が出たぐらいです」

プロテインにしろ鉄剤にしろ、単一成分のサプリの過剰摂取は何かと問題が起きるというので、綜合サプリメントはこの成分がこれだけ入っているとか、有効成分の組み合わせと調和をうたっています。しかしやっぱり単一成分の組み合わせですから一物全体・丸ごととるほうが自然で調和がとれていると思います。一物全体食は生体に拒絶されないので生命力が湧いてくるのです。

ミネラルを摂りにくい時代だけに

野中先生から教えて頂いたことの続きです。

キレートというのはギリシャ語で「カニのハサミ」という意味で、吸収されにくい養分を吸収しやすくするしくみとして使われる化学用語です。たとえば、吸収されにくい養分をアミノ酸や有機酸でカニバサミのようにはさみ込んで、吸収されやすい形に変えたり、有害物質を包み込んで無害化したりすることを「キレート反応」と言っています。

ミネラル水の中にお茶を入れたら黒く濁るのは、お茶のタンニン（物質名・カテキン）はキレート作用が強いので、ミネラルとくっついて黒く濁るわけです。ところが、タンニンによってキレート化されたミネラルは吸収されないと思われていたのですが、意外と吸収されることがわかってきました。タンニンは体の中で使いやすすく分解しやすいわけですね。縄文時代、雑草を取り除いて広げた土地に、野生の食べることのできる雑穀やイモ類を移植した初歩的な農耕が始まって以来、栽培に必要な技術や発見を積み重ねてきました。縄文時代からの智慧が蓄積された農業には科学的側面があり、日本の伝統的な農業では「刈敷《かりしき》」と言って春先に畑にタンニンを含むクヌギの小枝を植物資材として鋤《す》きこんでいた科学的智慧があります。有機肥料にも含まれるリンと結合し、植物の根から吸収されにくくなった畑のミネラルをクヌギのタンニンが引きはがして吸収されやすくしてくれていたのです。

現代はミネラルを摂りにくい時代と言われるのは、キレート反応を起こす食品添加物に慣れてしまい、味覚のセンサーがおかしくなっていることが大きな要因です。食品添加物の中にはポリリン酸ナトリウムというようにリンが多いので、ミネラルがリンと反応（キレート）してしまい、その食品に含まれるミネラルが吸収しにくくなる。玄米の中のフィチン酸で鉄が吸収できなくなって貧血が起きるのも、フイチン酸で鉄が「キレート反応」しているからです。防腐剤にもリンが入っているし、フィチン酸自体にもリンが多い。成分は分離していなくてもクヌギのタンニンの機能を洞察した伝統農法は智慧の塊ですね。

キレート反応やミネラルの話の流れから、野中先生との対談は農業の話題になりました。周知のとおり、現代農業は肥料の三大要素である「窒素、リン酸、カリウム」を大量に使っています。化学的につくられた合成肥料です。そのため土壌の中に消化しきれない大量の窒素、リン、カリが過剰蓄積され、土壌そのものが不健康な過剰栄養の状態になっています。昔は自然の堆肥である有機肥料を完全発酵させて使っていました。今は見ることがなくなりましたが糞便を発酵させる野壺・肥溜めというものがありました。私が小学生のころ遠足で同級生が野壺にはまり、先生が川の流水で泣きじゃくる同級生を一生懸命洗ってあげていたことを思い出します。

明治時代には外国人向けの野菜栽培や輸入野菜もありましたが、一般的には野菜は煮て食べていました。戦後マッカーサーが来て生の野菜を食べるアメリカ人には糞便は不潔だということで化学肥料を一気に広めてしまいました。日本人には生サラダを食べる文化はそれまでなかったのです。農薬も化学肥料も戦争の化学的、技術的産物です。

たとえば、リン肥料が過剰にある土壌では、土中のミネラルがリンとくっついて不溶性のリン酸ミネラルに変わります。すると野菜はミネラルを吸収できなくなり、ミネラル欠乏状態になってしまします。リンに限らず、窒素やカリウムの過剰・欠乏でも野菜たちはさまざまな病気を起こすのです。

こうした現状を憂いて、化学肥料をいっさい使用しない有機農業に専心する篤農家も少なくありませんが、日本全体でもその割合は5%程度ということを聞いています。

野中先生は「日本の食文化とか農業技術はミネラルを有効利用するための 仕組みをちゃんと使っていたんです」と語っておられました。そして、日本の伝統的な農業の在り方を取りもどす手立てとして、タンニンを含む植物資材を春先に畑に入れることを実践されているそうです。

食品の添加物や保存剤の使用に対しては敏感な人は増えていますが、そこからさらに食文化そのものに視野を広げていくことが大切です。私たちが日ごろ食べる生命に感謝しているのか、彼らの尊厳を大切にする食べ方をしているのか。「一物全体」の本来の姿は、生命力という見えない栄養に感謝する素直な心ではないでしょうか。食品添加物で作った味に慣れると瑞々しい生命力に満ちた美味しさも感じられず、奪った生命に感謝することもなくなってしまいます。

現代の栄養学は個々の栄養素に焦点を当てています。林檎や人参などスーパーフードがありますが、林檎からビタミンCだけ取り出しても、人参からベータカロチンだけを取り出しても調和が失われ個々の栄養本来の力は発揮できません。林檎も人参も丸ごと食べての効能効果です。

第7章

言霊の力と瞑想

癌はポン

10年ほど前になりますか、或る学会に参加した折、麻酔科医、産婦人科医である「日本笑い学会」副会長の昇幹夫先生がとんでもなく面白い、とんでもなく元気の出るお話をしてくださいました。

「癌・ガンという響きが悪い、ガンという音《おん》には不安をあおるおどろおどろしい響きがある。ガンをポンと言い換えたらいい。『国立がん研究センター』を『国立ポン研究センター』と言い換えたらちっとも怖くなくなる」と、参加者全員感銘して大きくどよめきました。これこそ言霊の力です。

言葉は人を殺す力があります。負の言葉は自分も不幸にします。自分の心の中で何気なくしゃべる負の言葉で暗示にかかり自分の人生を台無しにすることはありません。

本物の医者は言葉で治すといわれています

負の言葉は心の変換機で「ガンはポン」と変換すると「な〜んだ。こんなことで悩んでいたんだ」と憑き物が落ちてしまいます。あなたの主治医はあなた自身です。

言霊は音声言語といわれています。ガンはポンと何度も何度も唱えると、自分の身体は自分で治す力が湧いてきます。私たちが生まれてきたこと自体が、とんでもなく運がいいことです。運がいい人が病気になるはずがありません。何らかの齟齬で病にかかっただけです。意識した言い換えで病は消えてしまいます。

同様のことが「マインドフルネス」でも可能です。癌に罹患した方には、まことに恐縮ですが私は高校時代、様々な活動に関わっていて、記憶は定かでありませんが何かの行事がありバスで移動中に発熱と悪寒に襲われたことがあります。これはいい機会だと思い、念の力を試してみました。「病は消えた、消えた、消えつつある、本来病気は存在しない」と5分～10分でしょうか、無心に真剣に念じてみました。すると今までの不調がすべて消えてしまった経験があります。今思うとマインドフルネスです。

スティーブ・ジョブズを嚆矢とする、日本の禅の逆輸入「マインドフルネス」

マインドフルネスとはメンタルのコントロール技術です。

マインドフルネスと禅の違いはマインドフルネスに宗教性はなく瞑想で無心となり現世の利、

自分への利、自分の幸福感を否定しません。目的をもって瞑想するわけです。例えば無心になることで現実の病を忘れ健康体に戻ります。つまり病の呪縛からの解放です。自分にとって役立てばいいわけです。我が利を否定しません。

禅は宗教でもあり瞑想で無心となり自分の存在をも捨て去る感覚が求められます。スティーブ・ジョブズはたびたび来日し座禅を組んだそうですが彼がマインドフルネスという考え方の嚆矢《こうし》となりグーグル、インテル、ＩＢＭ、フェイスブック、米国防総省、米農務省も禅に似た瞑想「マインドフルネス」を取り入れるようになりました。

マインドフルネスとはわかりやすく言うと瞑想を活用したメンタルのコントロール技術です。日本の禅の瞑想に近い「マインドフルネス」の普及に携わるアメリカの大学の研究者たちは、さまざまな調査を実施しています。

たとえば、血糖値の比較だけでなく、幸福感まで調査しています。

「マインドフルネス」つまり禅に似た瞑想の実践度の高いグループでは、そうでないグループに比べ、血糖値を正常域にコントロールできている割合が35％高く、空腹時血糖値を１００㎎／dL以下に保っている人が多い。

一般に収入の高い人の幸福感は高い傾向にあるが、「マインドフルネス」という心理的な傾向の高い人は、収入の多い少ないに関わらず、高い幸福感を感じている。

また、広島大学の研究グループでは、「マインドフルネス」の高い人は、自分は自分、他人は他人として各々《おのおの》かけがえのない大切な存在であると感じて平穏な気持ちを保つことができている、という調査結果を報告しています。

ハーバード大学による研究は、「ウェルビーイング療法」という言葉を使って、「マインドフルネス」の効用をより哲学的に説明しています。ウェルビーイング（Well-being）とは「よく在る」「よく居る」、心身ともに満たされた状態を表す概念です。

「人は起きている時間の約半分は目の前のことと関係ないことを考えているし、望まなくてもさまざまなことが勝手に頭に浮かぶものだ」。幸福感というのは結局、心の持ちよう、考え方次第ということになる。

たとえば「病気のある人は良い人生はおくれない」という考えを真に受けてしまうと「私は病気のせいで幸せになれない」と落ち込んでしまい、幸福は損なわれる。

しかし、同じ考えが浮かんでも、それは単なる雑音のようなもので、真に受ける必要も否定する必要もないと思えれば、幸福は損なわれない。また、自分の体験を批判的にみない人は、他人との優劣にこだわらずに自分を大切にできることも分かっている。自己肯定感は幸せホルモンのようです。

自分にひけめを感じたりしなければ、人は安定した気持ちで過ごすことができて、幸福感も高くなるでしょう。

さらに、自分の体験を言葉で表現するのが得意な人は、一瞬一瞬の体験を丁寧に見つめている。例えばお菓子を食べる時、体にいいことないな、などと他のことを考えながら口にほうり込むのと、じっくり噛みしめ味わうのとでは、感じ取ることのできるおいしさや充実感は全く違うと考えられます。食べ物への尊厳の在り方で味は変わります。「マインドフルネス」とは「ガンはポン」プラス発想の考え方です。

囚われの想いから解放される

私はお酒もタバコも大好きです。

ある日自分に問いかけました、私は果たして死ぬまで「タバコ」と「お酒」を吸い続け呑み続けることができるのか、ちょっと不純な動機で検査してもらおうと思い、30年ぶりに病院に行き検査をしてきました。

肺のレントゲンと肺活量、血管エコー、血液分析と肝臓と腎臓の検査です。その結果、ドクターから「ご立派です。血管も肺も肝臓腎臓も立派なものです」と感嘆された様子で太鼓判を押されました。「よし！　これで死ぬまでタバコもお酒ものめる」と嬉しくなりました。

タバコを吸い続けると肺癌になるというので禁煙した人は数多いと思います。私はそのことを否定しません。また、タバコの煙が間接的に周りの人にも迷惑になるから、喫煙所で吸うべきだというルールも理解しています。

タバコに限らず、社会のルールを守ることは人として当然のことです。

私が喫煙をやめる気がないのは、仕事の合間の一服がなんとも癒しになるからです。肺癌になるならなったで致し方ないと思っています。お酒が好きな人は多いですから、理由や理屈は述べることもないでしょう。強いていうなら、お酒は心の薬だし、美味しい食事や親しい人と一緒に飲むお酒はさらに美味しさを倍増させます。般若湯とお坊さんがおっしゃるようにお酒は穀物からできているので立派な精進料理だそうです。もちろん呑みすぎは肝臓に悪いし、アルコール依存症になるのは本人ばかりか家族や周囲にも迷惑です。酒に呑まれるは情けないと思います。

兼好法師が著した「徒然草」から酒飲みが良く言い訳とするフレーズが生まれました。「酒は百薬の長、されど万病の元」、二番目の「されど万病の元」は皆さん不都合なのか、なかなか引用されません。呑みすぎはダメなんですね。もうひとつ「酒は天の美禄」とも言われるように、時と場合の飲み方次第です。同様に、理論的に「正しい食生活」に囚われるよりも誰と食べるかのほうが大事ですし、正しい食生活よりも愉しい食生活なほうが健康にいいと思います。

正しい食生活よりも愉しい食生活

ある有名な学者が、あえて気の合わない大嫌いな人を誘って食事をしたそうです。食事が終わってすぐに研究室に飛んで帰り血液検査をしたところ、見事に免疫細胞の活性が落ちていたそうです。誰と食べるかで免疫細胞も影響を受けることが証明されたわけですが、私はこの話には大いに納得しました。

正しい食生活で健康になれるのか大きな疑問です。むしろ食の健康法に囚われ体を壊している人があまりに多いのです。

正しいといわれる食生活をしている人に共通するのが、あまり生命力（生氣・エネルギー）を感じないということです。食の健康法は囚われの世界です。どういう健康法にもそれなりに効果があるので、改善したらいつまでも続けるのでなく、やめたほうがいいと思います。

後日談、医師にご立派といわれて5年後、咳が出るようになり、久々に検査をしていただいたところ、肺癌でもＣＯＰＤ・慢性閉塞性肺疾患でもありませんでしたが、お酒かタバコか原因が分からないまま、喫煙を控えて5日目になります。仕事でセミナーや講演会が多いので咳はタブーです。今は次に吸える日を楽しみに少しだけ自重しています。

私は作家大藪春彦のハードボイルドの世界が大好きです。ウイスキーは生《き》のまま、追い水も飲まず喉が焼けるのを楽しみます。もちろん珈琲はブラックです。最近は、牧草だけで育てた牛の乳で作ったグラスフェッドバターを少量加えて、バター珈琲にしていただいています。青春時代から彼の全作品を何回も読み直しました。関係ないようですが好きに生きるにはハードボイルドの世界は自由の哲学に満ちています。秩序は守りつつ、あらゆる縛りから解放されて自分の美学で生きることがストレスＦＲＥＥだと思っています。

この章で私がなぜ「マインドフルネス」「アメリカ的禅」の話をお伝えしたのかというと、人生においての幸福感は現象の受けとり方で決まるということをお伝えしたかったからです。瞑想で悟りをいただければＦＲＥＥです。禅の悟りではなく自己正当化、自分を認めることができたら心はＦＲＥＥです。今ある病の自分を認めたら病はどこかに消えていきます。

「マインドフルネス」は糖尿病の食事療法にも役立てられるメンタル面での技術ということですが、当然のことながら、メンタル面をコントロールできない人にとっては有力な技術にはなりえません。

甘いものが好きですきで食べずにいられない人においては、大好きなケーキを前にしてお預けになったら強いストレスを感じて、いずれその反動が起き、お預けになった分まで食べたりします。自分の弱さを認めたら心はＦＲＥＥです。呪縛がなくなるとインスリンの活性が増してきます。人には本来病はありません。病は暗い負の心の反映です。明るく照らせば、暗は消えてしまいます。

「空腹感・満足感・幸福感」――時間医学の不思議

先に、生命のサンサー・味覚のことをお話ししましたが、狂った味覚は治そうと意識しないかぎりなかなか治らないものです。覚悟が必要です。

ところで、日本人の半数以上が糖尿病予備軍といわれる現代社会は、糖尿病に関してだけでなく、さまざまな健康食やサプリメントがあふれかえっています。サプリ業界は、その分野の専門家と言われる大学の先生や医師たちのコメントを紹介しながら、販売促進に努めています。さまざまな情報が氾濫し、いったいどれが正解なのか、一般の人には判断しかねる状況になっています。

たとえば、「朝食はしっかり食べた方が良い」という意見があります。その理由として挙げられている専門家の意見を箇条的に挙げると、だいたい次のようなことです。

◎朝食をしっかり食べると、体重コントロールに有利なだけでなく、脂質異常症の発症リスクも低くなる。
◎朝食を摂らないで、食事が夜型になると、体重が増えやすくなるだけでなく、血糖や脂質などの代謝にも悪影響があらわれる。
◎朝食を抜くことは、睡眠・起床・食事という体の24時間周期の自然なリズムを乱し、体重増加をまねき、脂質の代謝にも悪影響を及ぼす。
◎食事が朝型になるとエネルギー代謝やホルモン分泌が活性化。
◎とくに夜遅くに食事をすると食欲が亢進しやすく、睡眠時間が短くなりやすい。

ほかにも詳細な研究報告がありますが、おそらく世の中の大勢はこのような考え（研究成果）が正解だと思っているでしょう。

私はこうした研究成果を否定するわけでは決してありません。ただ、肝心なことが抜けているということを申し上げたいのです。時間に追われる忙しい現代人のライフスタイルというのは、朝型もあれば夜型もあり一様ではありません。多忙なサラリーマンは夜遅く帰宅して夕食を食べるのは21時、22時という人も少なくないでしょう。退社後のお付合いで居酒屋で一杯やり、そこで夕食も摂り、あるいは帰宅後に遅い夕食ということもあるでしょう。

どうしても夕食が遅くなるライフスタイルの人が、朝食もしっかり食べるということがはたして健康に良いのでしょうか。消化器は休む間もなく働きっぱなしです。消化器の疲れは不調を呼び寄せます。私はそこに大きな疑問をもっていることを3章で書きました。食事が終わっても消化が終わったわけではありません。一日に消化のために費やすエネルギーはフルマラソンを走るのに必要なエネルギーと同等といいます。人の体は、食べ物を消化・吸収しきるのに一定の時間がかかるわけですから、そのことを考慮に入れない「朝食論議」は無意味と言いたいのです。

つまり、食べ物を消化・吸収したあとの「空腹感」こそが大事なのです。適度な空腹感のときに食べる食事は美味しく、満足感・幸福感があります。すべての食事は空腹感に始まり、満足感・幸福感を覚えるものでありたいものです。『嗚呼《ああ》美味しかった』が健康の元になります。野生動物はお腹が減ってから獲物を探します。時間が来たから食べることは決してありません。

栄養以前のエネルギーと「体内時計」

修行中の僧侶たちの顔色はつやつやしています。食事は三食ですが、いずれも一汁一菜的な粗食です。ですが、早朝から就寝まで規則正しい生活で、修行は厳しくてもストレスらしいストレスはないでしょうから、「マインドフルネス」であることは間違いありません。つまり修行中の僧侶たちは、体内時間も規則正しく、マインドフルネスな栄養以前のエネルギーが心身に満ちあふれているから健康そのものなのです。

「体内時計」といえば、２０１７年のノーベル医学・生理学賞は「体内時計」に関する研究に授与されました。そのせいもあってか近年、体内時計と食事や運動との関係を調べる「時間生物学」という学問にスポットが当たるようになりました。

ヒトを含む生き物の体には体内時計が備わっており、それをコントロールしながら生活をしている。この体内時計が乱れてくると、２型糖尿病、肥満、心血管疾患、癌などのリスクが高まるというので、体内時計の性質を解明し、それをコントロールする治療法の開発に期待が高まっています。日本中の爺も婆も　大谷選手のおかげで大陸を長距離移動すると、体内時計の24時間サイクルが時差ぼけで狂って調整が大変なことを改めて知ることになりました。

夜になると眠くなり、朝になると覚醒に向かうのは、体外の時間情報を必要としない自律性のリズムである体内時計が備わっているからです。食事は栄養と癒しを摂るためのものですが、体内時計を環境に同調させる刺激としての役割も担っています。

日常生活に役立つ時間医学

第３章にも書きましたが、私達の健康は生体のリズムに左右されます。リズムが狂った不規則な生活を続けていると、たちまち体の不調となって現れます。若いうちは回復も早いですが、高齢者は一時の体調不良から急下降していくことも多々ありますから、生体リズムを意識した生活に見直してはいかがでしょうか。

生体リズムには個人差もありますが、午前中は排泄の時間帯ですから、しっかり朝食を取ることは生理的にも適していません。朝は水を飲むだけでも腸が刺激されて便意が起きます。古くから言われていますが吸収は排泄を阻害します。出入り口という言葉があるように排泄（出す）が先で吸収（入れる）が後になるのが便秘を防ぐことになります。食べて押し出すという考え方は乱暴に過ぎます。

朝は水や白湯を飲むことから始めて下さい。排泄の時間帯に新たな消化に力をとられると、蛋白質などの未消化物の含まれた便は高温多湿の腸内で腐敗し再吸収されてしまいます。その結果、呼気まで臭ってしまいます。未消化物は確実に体毒となります。

《生体リズム》

AM　2時〜3時

胃・十二指腸潰瘍の痛み発作が多い。成長ホルモン分泌（0時〜6時）

AM　3時〜5時

夜勤の人が最も眠くなり夜業の工場などの事故発生率が最も高い。２時～４時は喘息の発作が出やすい（発作予防薬は夜飲むのが効果的）。血糖値70㎎／㎗前後と最低となりＡＭ８時に向かって90㎎／㎗程度まで上昇するので朝は食欲がないのが正常。体温が下がった４～５時台に男性の自殺が多い。

ＡＭ　７時起床

午前中はインスリンの分泌が少ないので糖尿病の方、予備軍の方は極力朝食を少なめに。昼食に重きを置く。夕食は軽めに。また朝食を摂るなら８時～10時、少量のご飯粒にするとその後のインスリン作用が良好になります。「古代食くろご・ペプチド」は材料の半分が原種黒米と国産うるち玄米です。６時～８時は最も受胎しやすい。

ＡＭ　７時～９時

一日の活動に備えて心拍数も体温も上がる。アドレナリンの分泌最大。心筋梗塞　狭心症（６時～10時）に多い。薬は早朝のむのが効果的。午後や夜間の心臓発作は少ない。脳梗塞（６時～10時）寝る前と起きたらすぐにコップ１杯の水を

ＡＭ　８時～10時

一日の内で最も髭が伸びる　夜中の３倍。髪の毛も午後より午前中によく伸びる。視覚、聴覚の感度が高くなる、２時～５時と13時～15時は最も鈍くなる。

ＡＭ　9時〜11時
不安感が最も少なくなる。頭の回転も最も良くなる。
ＡＭ11時〜13時
視力が一日で最高　特に正午前後。
ＰＭ13時〜14時
エネルギーレベルと緊張感が一時的に低下、居眠りしやすい。労働事故多発時間帯　積極的に15〜20分間程度の短い「プチ昼寝」をする方がいい時間帯です。自殺者の多い時間帯（昼下がり、14時台に女性の自殺者が多い）自殺未遂の多いのは夕刻（東京消防庁データ）
ＰＭ15時〜16時
運動能力が最高になる。一方交通事故で死亡率が高い。虫歯の痛みが最も穏やか。15時ごろは何を食べても最も太りにくい時間帯「ＢＭＡＬ1」という肥満遺伝子の働きが弱い。
ＰＭ17時〜19時
血圧と味覚が最高。食事もおいしく感じられこの時間帯に塩分を多めに摂っても血圧がむしろ下がってくる。18時〜24時は肝機能が高まる。
骨形成は夜間に増加するので骨粗鬆症の薬は夜に服用すると効果的で副作用も少ない。同様に喘息は朝方に発作が多く癌は真夜中に増殖するので喘息薬も抗ガン剤もインターフェロンも夜に摂るようにすると最少の量で最大の効果を上げ最小の副作用で済む。
（卵巣ガン等、抗ガン剤の種類により夜の服用で骨髄毒性が現れることもあります）

ＰＭ20時〜23時
体温低下　代謝機能低下　身体が休む態勢に入る。潰瘍は夜作られる（20〜22時）虫歯が最も痛む（20時〜22時）

ＰＭ22時〜２時
美肌作り　新しい皮膚が生まれるピーク。

ＰＭ23時〜３時
真夜中　血圧　心拍数最低　最もリラックス。《細菌性の発熱はＡＭ５〜12時。ウイルス性はＰＭ14〜22時に発熱する》午後からの発熱はインフルエンザやコロナ感染を疑う。

低炭水化物ダイエット

一時、低炭水化物ダイエットがアメリカで流行ったことがありました。肥満や糖尿病の治療を目的に、炭水化物が多いものを減らす代わりに、タンパク質と脂肪が豊富な食べ物を積極的に食べる食事法です。前述しましたようにロバート・アトキンス（Robert Atkin）博士が提唱したので「アトキンス・ダイエット」と呼ばれました。

肥満体が極端に多いアメリカならではの現象かと思いましたが、日本でも一時期は糖質オフとしてかなりのビジネスチャンスが生まれました。ところがこの食事法は、「長期的な効果やリスクについてはエビデンスが不足している」ことから否定的な意見も少なくなく、アメリカやイギリス、日本の糖尿病学会はこの食事法を推奨していません。

２０１８年の世界的に権威のある「ランセット・パブリック・ヘルス」に記載された研究では低炭水化物の食事は寿命を最大４年縮める可能性があると示唆する研究が発表されました。「アトキンス・ダイエット」が急速に広まったのはグローバルなネット社会における情報伝達の速さがあったからですが、これは一つの事例にすぎません。


たとえばネット閲覧でも書籍でも「牛乳」を飲む・飲まないということに関しては、専門家の間でもさまざまな見解があるわけです。乳がんやホルモンに関係する癌では決して乳製品は摂るなという説もあります。子牛を一気に大きくする牛乳にはＩＧＦ―１（インスリン様成長因子―１）という成長ホルモンがあり癌を一気に大きくするという説です。

医療の世界ではセカンドオピニオン（患者が診断や治療選択などについて、担当医とは別の医師・病院に求める助言）が推奨されています。それと同じことで、健康に関する情報も別の視点で調べて確認することが大事です。

例えば先ほども述べたかも知りませんが冷蔵庫のない時代に牛乳を保存する知恵がチーズでありバターです。果物を保存する方法がワインです。伝説かもしれませんが猿が果物を木の洞に貯めこんで自然の酵母で発酵した猿酒です。食料を保存するためにご先祖が編みだした食品加工の知恵と発見に善悪を付けることはしたくありません。牛を効率的に飼育するための肥育ホルモン剤や肉の保存食品である加工肉への利益を優先した食品添加物使用が問題視されることだと思います。ＷＨＯの研究機関の発表では加工肉について「毎日継続して一日当たり50ｇ摂取するごとに大腸癌のリスクが18％増加する」としています。

食の戒律は人間臭い理由から生まれました

天武天皇の時代。肉食禁止令が出た時、食べていけないのは牛・馬・イヌ・鶏・猿だけでした。その理由として、牛馬は農耕に役立つから、犬は番犬、鶏は朝を知らせてくれる、そして猿は人に似ているからというのは人の情として良く分かります。当時の日本人と現代人、優しさは変わらないですね。

仏教で五葷《ごくん》と呼ばれるニンニクなどネギ属などに分類される野菜や肉食を禁止するのは肉やニ

ンニクを食べ精力がつくとムラムラとして座禅が組めないからという説もあります。なんだ、そんな切ない事情だったのかと肩透かしのように思えてきます。戒律が必要になるほど自ら律するのが困難だったのでしょう。実際に東西を問わず聖職者の性的犯罪には煩悩と苦悩が伝わってきます。

イスラム教では豚肉を食べることが禁じられ、ヒンドゥー教では聖なる牛の肉食を禁じています。いずれにしても宗教上の理由から禁忌とされている食べ物を食べないことを他者が関与すべきではありませんが、豚肉がタブーとなったのはイスラム教の誕生時期に火入れが不十分で有鉤条虫という寄生虫が脳に寄生し脳腫瘍のような症状を起こすことが多く、食の教義に加えられた歴史があります。牛の肉食が禁止されたのは、牛は牛車で高貴な人を運ぶことから牛を食べることは恐れ多いことから来ています。

このような人間臭い理由から生まれた食の戒律には縛られることはないと思いますが、精が付き瞑想の妨げになるから肉やネギを食べるなとは、元気がない、覇気がないほうが修行ができると言っているようなものです。性の苦悩から生まれた戒律でもあるのでしょうが、ローマの詩人ユウェナーリスの「風刺詩」にある「健全なる精神は健全なる身体に宿る」のほうに説得力があります。

しかし、ラテン語で残されたものを直訳すると「健全な精神が健全な身体の中にありますように、と願われるべきである」となります。願わなければならないほど性の問題は聖職者だけでなく私たちに与えられた重いテーマだと思います。交わりなくしては命の継承はあり得ません。だんだん人間臭いお話になってきました。

仏教的な慈悲心から、生き物（動物）を殺すのは忍びないというのはもちろん理解できます。僧侶が肉を食べないのは「殺生を禁ずる考え方」によります。ところがインドのジャイナ教では根菜類も禁じられています。土を掘り起こして収穫すると土中の生き物を殺してしまうからです。しかし生き物は動物にかぎらず、植物も意識を持つ生き物です。動物たちは植物の命に支えられて繁栄し、弱肉強食の中を生き抜いてきました。また植物にしても、光合成のメカニズムだけで繁栄したのではなく、土中の微生物たちがつくりだす栄養素を根から吸収して生かされています。魅力的な花を咲かせ甘い蜜を作り昆虫を呼び寄せ与えます。見返りに彼らの力を借りて受粉をしてもらいます。研究室内の実証実験だけではこうして生きとし生けるものが共鳴し合う生命宇宙のダイナミズムをとらえることができません。生きるということは他者の生命《いのち》を頂くことです。だからこそ飽食し消化しきれずお腹で腐敗させるのは罪だと思います。しっかり消化し吸収しわが身の細胞に生まれ変わってもらい、共に寿命が尽きるまで生きることが食べるということではないでしょうか。生命を奪うことは、覚悟が求められると思います。

私が一物全体というテーマにこだわってきたのは、不要なものの何もない共鳴し合う自然界の生命に魅せられたからです。「千年前」という時間意識や、味覚は生命のセンサーとか、食べ物に善悪はないといったことは、すべて生命に無駄なものは何もないことから教えられた考え方です。

実験ではとらえきれない生命宇宙のダイナミズム

食習慣というのは、宗教上の理由だけではなく、育った自然環境や社会（家庭）環境にも大きく影響を受けます。そういうことを大前提として考えてみれば、食べ物に善悪はないということがお分かり頂けるかと思います。しかしそれでも医療や食にかかわる研究者たちは、現代科学（化学）を総動員しながら、実証実験や調査の統計だという数値を見せて、「これを食べ過ぎると血糖値が上がるとか、コレストロールが上がる」というような論文発表をするわけです。

研究者においてそれが学問的使命なのでしょうが、よくありがちな専門的立場からくる視野の狭さを感じます。「こうだろう」とある仮定を立てて、その検証のための検証に熱心なあまり、重箱の隅をつつくような発表になってしまいます。「この未知なる人間」の生を総合的に見ていないのです。

ここで話をもとに戻しますが、宗教的な信条から「食べる・食べない」ことを決めている人を除いて、多くの現代人は豊富な食材を好きなだけ食べていると思います。栄養的には満点なのですが、そのために食料が乏しかった昔では考えられない過栄養の人が世界中に増え、糖尿病や癌、心筋梗塞といった食にまつわる病気も多くなりました。食料の乏しかった時代、人類は、腸内細菌の力を借りてわずかな食べ物を１００％吸収し尽くすように進化しました。

過食の病気であるのに、食べ過ぎという原因を正さず病の人々の不安をやわらげる？　健康食品やサプリメントがあります。

「このサプリメントのおかげで元気になったよ」と喜ぶのはいいのですが、逆に、単一成分の過剰摂取で体調を壊す人も出てきます。そういう負のデータは表に出にくいものですが、つい最近、「紅麹コレステヘルプ」が大きな社会問題になったことは記憶に新しいところです。

いずれにしろ長寿社会の現代、これからますます「健康」は人々の大きな関心事です。その一方で、健康で長生きしたいのは山々だけど、介護されるまで生きたくないと願っている人がほとんどではないでしょうか。然し人は弱いものです、実は介護されても生きたいというのが本音かもしれません。死の恐怖はその時その場に立たされないと分からないのかもしれません。

このことは大きなテーマでもありますから、次章で引き続き考えていくことにします。

第8章

要介護にならないために

長寿遺伝子を目覚めさせるには

超高齢化社会になった日本は、男女ともに平均寿命が男は世界二位、女は世界一位を誇っています。

これは大変うれしいことではありますが、要介護という大きな問題を抱えるようになり、長生きのリスク＝《平均寿命－健康寿命》＋経済的リスクということで、引退後の生活に不安を持つ人が増えてきました。平均寿命から健康寿命を差し引くと、8年から12年が要介護または寝たきりの期間という統計になっています。図表に見るように、このままでは人生の時間の約一割以上が要介護か寝たきりになってしまいます。80歳で10人に2～3人の割合ですが、決して他人ごとではありません。

1935年米国のマッケイという研究者がネズミを使い40％の食餌制限群と満腹群の寿命を比較実験したところ40％食餌制限群の平均寿命は満腹群の二倍近くも伸びていることが確認されました。その後の世界の追試で同様の結果が出ています。

2003年には、米国マサチューセッツ工科大のレオナルド・ガレンテ教授により世界で初めて長寿遺伝子が発見され、栄養の吸収を促し、動物の老化防止を司る大本の遺伝子であることが

日本人の平均寿命		日本人の健康寿命	要介護か 寝たきりの期間
男性	81.47歳	72.68歳	8.79年の介護が必要
女性	87.57歳	75.38歳	12.19年の介護が必要

◆令和５年 2023 年内閣府「令和５年版　高齢社会白書による
◆健康寿命とは日常生活を自立した状態で過ごせる生活期間
《介護が不要で寝たきり、閉じこもりでない状態のことを言います》

解明されました。ところが、この長寿遺伝子はどのような動物でも普段はスイッチオフ状態であることが分かったのです。

ではどのような状態の時にスイッチがオンになるかというと、動物が飢餓状態に陥った時ということが分かりました。もちろん栄養は摂りながらカロリーのみをセーブしなくてなりません。単にカロリー制限だけでは栄養不足となり、感染症などの抵抗力の問題が出てきます。

膵臓の役割の95％は外分泌です。膵液を分泌し十二指腸に送り消化作業に振り向けられます。残りの５％の役割が内分泌でインスリンやグルカゴンなどのホルモンを分泌して糖をエネルギーに変えています。

三食しっかり食べ、間食まで摂ると胃腸だけでなく膵臓も肝臓も腎臓も24時間働きっぱなしで疲れ果ててしまいます。疲れ果てた臓器から病気になって行きます。

人は十分な休養を取ることで身体が修復します。朝食をできるだけ軽くして《一日一回お腹をすかせて》臓器を休ませてみませんか。長寿遺伝子の指令で修復もはかどり体が軽くなるのが実感できます。

カルフォルニア大学のスティーブン博士の実験では高齢マウスにカロ

リー制限をして行くと4週間の減食で19個の遺伝子の若返りが確認されました。30〜40%のカロリー制限で健康寿命は延ばせることは世界の医学会で認められています。

長寿遺伝子（サーチュイン遺伝子・Ｓｉｒ2）を目覚めさせるには、一日一回、お腹をすかせることが有効です。

試みに朝食をごく少量の黒い穀物食である「古代食くろご・ペプチド」か「だし&栄養スープ」だけにしてみませんか。共に消化に負担のかからない低分子のペプチドです。ストレス無く、一物全体食が可能になります。栄養は摂りながら摂取カロリーを30%以上減らすことが出来ます。

古代食は少量でナチュラルな栄養素とエネルギーが摂れます。少量であればこそ臓器を休ませることもできます。

食べ物は栄養以前の生命体です。古代食は野生種の生命エネルギーに満ちています。古代食で消化器、解毒器を休ませながらお昼を迎えてみませんか。栄養は摂りながらも《一日一回、お腹をすかせる》ことで一日一回、飢餓状態になり長寿遺伝子が働きだします。人類の７００万年の歴史は野生動物と同じように飢餓の歴史でした。飽食の病気はありえません。人類はチフスやコレラ、結核など感染症を克服しました。食べ過ぎさえなければ健康で長生きできるはずです。

飢えが前提の生存システム

ヒトは遺伝子レベルで変化するには10万年以上必要と言われています。

食料の少なかった石器時代の先祖と現代の私達は遺伝子レベルでは変化のない同じシステムを持ったヒトと言えます。現代人の私達の身体の土台は、飢えを前提に作られたものです。

いつ食糧が手に入るか分からない10万年前の石器時代に、ようやく食べ物から得た栄養を飢餓に備え無駄にすることなく《脂肪として蓄える生存システム》が出来上がりました。飢えた時に、蓄えていた脂肪をエネルギーに変える遺伝情報です。飢餓が前提であるシステムが、一日３食も食べる現代人に適合するはずもありません。

ヒトの細胞は最近の研究では25歳をピークに37兆２０００億個あると推定されています。年を取るにつれ細胞数は減りつづけ、お年寄りは背丈が低くなります。私は万年青年のつもりですが残念なことに身長は７ミリ縮みました。これ以上縮まないよう頑張ります。

骨の細胞が減れば背も低くなるのは当然で、顔のシワが増えるのも、真皮繊維芽細胞の減少によりコラーゲンやヒアルロン酸の生成減少がシワとなって表れます。脳の細胞は何歳になっても再生することが分かってきましたが、脳も鍛えないと衰える一方です。軽い運動や新しいことを勉強することで脳細胞の再生は高まるようです。

高齢になると、安静にしていても消費される基礎代謝も成長期より少なくて済むようになります。有難いことに、沢山食べる必要もなくなります。

食べることは、消化器と解毒器官がフルに働くことです。消化と解毒に多くの血液が動員され脳の血流を減らします。年齢とともに消化や解毒の役割もある唾液が減っていきます。歯の大切な土台の顎骨・歯槽骨の造骨細胞も減り、破骨細胞が優位になればぐらつきます。噛むことも容易でなくなれば、さらに消化器に負担をかけます。噛む力が衰えると脳の血流も滞り脳は慢性的な栄養不足になります。脳の再生力も衰えることになります。

このように老いの現象は、個人差はあるにしても誰しも避けて通ることはできません。心は青年のつもりでも、ぴちぴちした若い人の肌と見比らべたり、体力（筋肉）の衰えなどを感じたとき、「なるほど、細胞が減ったのだ」ということを実感せざるをえません。ですから、この現象をありのまま受け入れながらも弱気になってはいけません。マインドフルネス、自分の心は自分でコントロールして要介護にならないよう心掛けるしかありません。

渋沢栄一の名言『四十、五十は洟垂れ小僧、六十、七十は働き盛り、九十になって迎えが来たら、百まで待てと追い返せ』なんともいい言葉です。

健康に生きていくためには、毎日愉しく食べることがいちばんです。

私たちは細胞が減っているのに何故、食べる量も回数も減らすことを考えないのでしょうか。

潜在心理では三食健康法に囚われているのかもしれません。細胞分裂の盛んな中学生ぐらいまでは一日５食も必要でしょうが、細胞の減少期に入る25歳以上、特に運動量も少ない30歳以上の過剰カロリーは生活習慣病につながってくるのは仕方のないことと思います。

お腹も減っていないのに時間が来たから食べる、つまり生存に必要ない食べ物を食べることは、『無駄に他者の命を奪うこと』と捉えることができればとんでもなく罪深いことと判ります。極端なお話になりますが世界が一日二食文化に戻れば飢餓に苦しむ人たちはいなくなることでしょう。きっと朝食を摂ることを世界の常識にしてしまったエジソンは「無知の罪」を犯したというには気の毒ですが、あの世で自分の洞察力の不足に悔やんでいるかもしれません。

デブ菌を減らして腹六分目に

『若いときは茶碗に三杯食べたものだけど、近頃は茶碗一杯でも多過ぎるぐらいだ』

ヒトは年をとるにつれて、こうなるのが普通です。体の細胞数が半減し、運動量も少なくなれば当然のことです。腹八分目がいいといいますが、年を取ったら腹七分目、六分目、あるいは五分目でも十分でしょう。

ここに面白い統計があります。女子栄養大学の五明紀春教授による日本人の男女平均寿命約を基準に、生涯どれほど食べ物を食べるかという概算です。それによると私たちは生涯に50トンの食べ物を頂いているということです。1トントラック50台分にも上ります。

米は生涯6tも食べて、ご飯茶碗11万杯分の量です。

牛乳は3・4t、牛乳ビン1万7千本分。

鳥、牛豚の肉が2・2トン、牛約6頭分。

他に、小麦2・6トン、砂糖300kg、油脂540kg、豆類2・1トン、魚介類3トン、卵1・3トン（3万7000個）、野菜7・5トン、果実類3・8トン、海藻177kg、他の食品も合わせると、約50トンが口から入り肛門まで通過するわけです。消化器の負担は容易に想像できます。

現代の日本では、50トンのうちおそらく500kgは食品添加物という計算になるでしょう。50kgの体重の人は生涯に自分の体重の10倍の添加物を食べることになります。味覚が狂って当たり前です。味覚が壊れ、美味しいと感じた添加物は吸収され血液中にも漂っています。添加物は食品ではありません。身体にとって異物です。異物は炎症物質です。

人の脳は栄養があるものを美味しいと感じます。美味しいものを楽しく食べると少量で必要な栄養が満たされます。栄養が満ちるとレプチンが分泌され満足して食欲が納まるようになっています。本来、人は必要以上に他者の命を奪わないようにプログラミングされています。

ところが添加物で作った加工食品を食べるといつまでも本物の栄養が入ってこないから食欲が

収まらず食べ続けて肥満になります。工藤孝文ドクターが名づけられた説得力のあるネーミング「デブ味覚」になるのです。しかも添加物で腸内細菌の構成が乱れ悪玉菌が増えると日和見菌《ひよりみきん》の「デブ菌」というものが増えてきます。

藤田紘一郎先生が名づけた「デブ菌」は、私たちを太らせる腸内細菌群のことです。「デブ菌」が増えるのは体質の問題ではなく、普段の食事が大きく影響しています。腸内には善玉菌、悪玉菌、優勢なほうに味方をする日和見菌の3種類が存在します。日和見菌の中には、脂肪を燃焼してやせやすい体に導く「バクテロイデス門」というグループの「やせ菌」と、脂肪や糖をため込む「フィルミクテス門」というグループの「デブ菌」がいます。

「デブ菌」が増えるとわずかな食べ物からも大量のエネルギーを吸収する体になります。吸収し使いきれなかったエネルギーは脂肪に変換されます。こうなると頑張っても痩せることはできません。努力をしても気を緩めたとたんにリバウンドします。「日和見菌」に分類される「デブ菌」ですが腸内で最も多い細菌群です。天文学的な数のデブ菌が一斉に脂肪をため込むことになります。言霊で言いますと「脂肪」は「死亡」と韻が一緒です。

人類は飢餓の歴史の中で効率よく栄養素を吸収してくれる「デブ菌」を腸に住まわせることが必要だったということですが、飽食の現代では要介護にならないためにも、「デブ菌」を減らしていくことです。ちなみに「デブ菌」が好きなものは、脂肪分と低食物繊維、甘味の強い食べ物。

レトルト食品、ハンバーガー、ラーメン、たこやきなどのファーストフード、脂肪と糖の塊のようなコンビニ弁当などです。

空腹時に分泌されるホルモンと防御因子

「一日一回、お腹をすかせましょう」

私はセミナーや講演などのほか機会あるごとに言っていますが、空腹時のお陰で体内では必要なホルモン分泌を促したりして体のリズムを整えます。以下、空腹時のさまざまな効用を羅列的に述べておきます。

■モチリン

空腹時に上部小腸で分泌　胃腸を動かす排泄作用

空腹時に1〜2時間ごとに胃から盲腸の前まで移動する強い収縮運動を起こす。空腹が6時間以上続かないと出てこない（就寝時の夜間断食含む）。朝食前に一仕事（朝めし前の語源です）してから食べる。起きて直ぐの朝食は排泄を阻害する。コップ1〜2杯の水分を摂る刺激だけでも胃腸は動きます。

■アディポネクチン（血清タンパク・防御因子）

お腹をすかすと脂肪組織より防御因子のアディポネクチンが分泌されます。脂肪細胞は生活習慣病発症因子と防御因子を分泌しています（大阪大学医学部発見）。

脂肪細胞は飢餓を前提にエネルギーを備蓄しています。飢餓感、つまり空腹になると備蓄したエネルギー源の内蔵脂肪を燃焼させブドウ糖に変えることで低血糖を防ぎます。皮下脂肪よりも内蔵脂肪は燃焼しやすく速やかに肝臓を介しエネルギーに変換されます。

空腹により内蔵脂肪が燃焼すると癌をはじめ主な病気に対して防御的に働くアディポネクチン（血清タンパク）が増えてくることが分かってきました。逆に肥満すると攻撃型のアディポサイトカインが増え、糖尿病をはじめメタボリックシンドロームからの様々な病気の発症を促すことも分かってきました。一般的に脂肪細胞は悪者扱いをされていますが、実は脂肪組織とは巨大な内分泌臓器であり体を守る働きがあることがはっきりしてきました。

皮下脂肪は女性の妊娠に備えたエネルギー貯蔵であり、授乳などで燃焼します。母乳で育てるお母さんは産後にスタイルの回復が早くなります。

一方、内蔵脂肪は男性に貯まりやすい性質を持っています。内蔵脂肪は速やかにエネルギーに変わりやすい性質を持ちます。原始の時代の狩猟や労働の即時エネルギーになるためには変換しやすい形の内蔵脂肪の必要性が高く男性に蓄積しやすいように遺伝情報に組み込まれました。

脂肪細胞は一つひとつの細胞が太ったり痩せたりします。一日三食や、間食の多い生活で労働量が少ない場合、脂肪は過剰に貯蔵され、攻撃型のアディポサイトカインが増えてきます。

■グルカゴン

空腹時に膵臓ランゲルハンス島α細胞で分泌

血糖値が下がるとホメオスタシス（生体恒常性）は飢餓と判断し、肝臓に貯蔵していた燃料のグリコーゲンを分解しアミノ酸からブドウ糖の生成を促進してエネルギーに変えます。脂肪細胞のリパーゼを活性化し、脂肪を分解し遊離脂肪酸を増加させ、肝臓でケトン体生成。ケトン体は脂肪や蛋白質をエネルギーとします。断食すると体内脂肪が分解しケトン体のβヒドロキシン酪酸となり脳のエネルギーとなるのでブドウ糖のみが脳のエネルギーと言われるのは誤りです。

空腹時のエネルギー放出機構

白色脂肪細胞は、カテコラミン刺激、細胞内転写機構の調節発現などにより、脂肪分解を行って、遊離脂肪酸（ＦＦＡ）とグリセロールを産生し、放出する。放出された脂肪酸は、筋肉のミトコンドリアでβ―酸化を受けてacetyl-CoAとなりエネルギー源として利用。

■グレリン　1999年国立循環器センター研究所による発見（吹田市）

空腹時に胃底腺から分泌、血流中に放出され脳の至るところにある受容体を活性化

胃が空っぽの時に分泌し成長ホルモンの分泌を強力に刺激、高齢や他の原因で分泌が少ないと胸腺（免疫）退化。14ヶ月齢の高齢マウスにグレリンを注射すると、加齢に伴う胸腺の構造変化と胸腺細胞の数、免疫細胞の多様性が劇的に回復。これは老化に伴って起こる免疫機能の老化を抑制していることを意味している。

海馬の血流が増加し頭の回転も良くなりアイデアも出やすい。発明も空腹時に。

石器時代は空腹になってから狩猟した。今までの状況の記憶と危険の回避、記憶力や有意な知恵は収獲にも安全にも大きく係わった。

一方満腹時は脳の働きが良くない。以前から「腸は考える臓器」という言葉があったが、実際に消化管が分泌するホルモンのグレリンが脳の機能をコントロールしていた訳です。

■成長ホルモン

空腹時にグレリンが胃から分泌された後に脳下垂体で分泌

グレリンが血液を通じて脳下垂体に直接働いて成長ホルモンの分泌を強く促す。成長ホルモンには筋力の増強作用があります。海外では実績もありますが国内でも筋力の落ちた高齢者の人工

関節置換術の機能回復促進にグレリンを投与し成長ホルモンの分泌を促す臨床試験も行われていました。

2014年にはグレリンの働きを無くした動物では自律神経の異常興奮が起こり、心臓病が重症になることをつきとめた国立循環器病研究センターによりグレリン投与による心機能不全改善及び、エネルギー代謝是正効果の臨床評価の研究も開始されています。成長ホルモンの分泌に関しては今までは脳の視床下部ホルモンによるルートがよく知られていました。

「降圧剤」や「塩不足」が疑われている

一日一回、胃を空っぽにして腸内を整えることがいかに大切か、ということは実践してみたらよくわかります。頭の理屈ではなく、あなたの体が直に反応し教えてくれます。

要介護にならないためには、やはり日ごろの食事や生活習慣で備えていくしかありません。

高齢者のいる家族において大きな心配事は、認知症やアルツハイマーが増えている現実です。

「おばあちゃん、いまはまだボケていないと言ってるけど、最近物忘れが多いから……」などという話をよく聞きます。家族のことも心配ですが、自分自身がそうなったらという不安もあるでしょう。死ぬことよりも認知症で長生きすることのほうが怖いと、私自身思います。

周知のとおり、認知症は病気ではなく、認知機能の低下により、社会生活や日常生活に支障を来した状態です。一方、アルツハイマー病というのは、認知症の原因疾患の一つで、脳にアミロイドβというタンパク質の蓄積やタウ蛋白が原因で脳神経細胞が破壊され、認知機能が低下していきます。

このアルツハイマー病の治療については世界中でいろいろ研究が進んでいますが、アルツハイマーが増えている要因として、医師の処方する「降圧剤」に加え、「塩不足」が疑われています。ちなみに日本高血圧学会では、一度高血圧の診断基準は、診察室血圧が140／90㎜Hg以上、家庭血圧が135／85㎜Hg以上の場合を高血圧としています（ただし、日をあけて何度か計測した血圧が上記の基準を超えていた場合）。

年を取ってくると、脳梗塞を引き起こす高血圧への不安もあってか、医師が処方するまま降圧剤を飲む人が多いようですが、血圧が年とともに上がるのは自然なことです。ですから私は「年齢プラス90でOK」だと思っていますが、その判断は自己責任でしましょう、ということになります。そして、降圧剤を飲みはじめると止めるわけにいかなくなるということを認識する必要があります。自己責任による判断を迷わせるようですが降圧剤は脳に血液を送らないようにする薬です。血液の送られてくる量が減り酸素も栄養も不足した脳は働くことができません。

私は、降圧剤に加え「塩不足」というのが気になるところです。というのも先に何度か書いたように、塩は命において根源的なミネラルだからです。

塩は電気を通しますから極度の減塩による電解質不足で電気信号である脳波が流れにくく体が緩み毒素の排泄ができません。減塩のやりすぎは体が冷え癌や認知症に罹りやすくなります。

そのため行き過ぎた減塩が動脈硬化などとなります。動脈硬化は、脳梗塞などの原因となり、その発病後に現れる「血管性認知症」につながります。老人の「お漏らし」「ふらつき」についても、筋力低下との因果関係がある「塩不足」が疑われます。諸説ありますが私たちの先祖だけでなく生命のすべては太古の海から生まれました。塩は私たちの故郷の血液です。

炎症を起こし老化を促進する異性化糖

「あなたは糖尿病の予備軍です」などと医師に宣告されて慌てる人も少なくありません。ちなみに、空腹時の正常値範囲の血糖値は、100〜109㎎／dℓが目安とされ110〜125㎎／dℓが糖尿病予備軍といわれる境界型の可能性もあるといわれています。

血糖値と糖尿病の因果関係のことで注意しておきたいのは、異性化糖・遺伝子組み換えのトウモロコシから作られた「果糖ブドウ糖液糖」についてです。身近な使用例では、清涼飲料水、スポーツドリンク、ドレッシング、焼き肉のたれによく使われる人工的に作られたブドウ糖と果糖です。この人工的な果糖はほぼ100%肝臓に集まり、ほぼ100%中性脂肪に変わります。果糖の吸収にインスリンが関与することはありません。自然界に有り得ない純粋成分、異性化糖の果糖はブドウ糖の10倍以上も糖化（AGE）を早めることもわかっています。

「AGE」と略される終末糖化産物とは、タンパク質の糖化反応（メイラード反応・お焦げ）によって作られる生成物の総称であり、身体の様々な老化に関与する物質です。

糖尿病の重要な血液検査値であるヘモグロビンA1Cはヘモグロビンにブドウ糖が結合して焦げたAGEのことです。ヘモグロビンはヘム鉄（鉄ポルフィリン複合体）とグロビン（タンパク質）から構成されています。

ちょっと難しい説明になりましたが、人工甘味料にしろ食品添加物にしろ、私たちの周りには免疫機能により異物と判断され、排除のために炎症を引き起こす不自然な食べ物が溢れているということです。私たちは炎症が起きるほど老化が早く進みます。食品添加物は老化促進剤といってもいいと思います。

あなたの努力を無にする○○信仰

◆朝食信仰　一日三食の害

特に30歳以上の方には一日三食は有害。中学生までは一日五食でもよいが25歳をピークに細胞は減少に転じるので食事量も減らすのが自然です。

◆減塩信仰　塩は最も大切な栄養です

国を挙げた減塩運動は食品添加物と言う化学物質を増やしました。過度の減塩は電解質不足で特に高齢者ほど循環器障害、骨折や、痴呆、寝たきりになるなどの悪影響が現れやすい。

◆生野菜信仰　有機農法信仰　54ページ参照

化学肥料や未完熟の有機肥料を施肥した葉野菜には赤血球のヘモグロビンを酸化させる硝酸態窒素の残留が多く見られます。特に季節外れのハウス野菜は一カ月前後で促成栽培が可能なこともあり硝酸態窒素が光合成で蛋白質や澱粉に変換されないまま残ってしまいます。二カ月の日照期間があれば栄養分に変換されますから自然のエネルギーの満ちた旬の露地物の野菜を求めるほうが安全です。根菜類の促成栽培は不可能です。十分な日照で硝酸態窒素は殆ど栄養に変換されています。本物の葉野菜は若草色になります。緑の濃い野菜は硝酸態窒素が残っていますので生では食べないほうが無難です。

◆玄米信仰　192ページ参照

玄米には身を守るための毒である発芽抑制因子（植物ホルモンのアブシジン酸）が特に多く含まれます。人の個体差はありますがアブシジン酸は腸内で活性酸素の生成を促し腸壁やミトコンドリアを傷つけます。腸には免疫機能の70％～（小腸50％大腸20％）が集まっていますので、発芽抑制因子は癌をはじめ様々な疾病原因の一つになっています。

アブシジン酸は発芽させるか発芽前段階にすれば役割を終えて消去されるのですが、市販の発芽玄米は濡れたまま販売できないので再乾燥させています。すると乾燥ストレスでアブシジンが倍増することが分かっています。できれば白米のほうが安全です。不足したビタミンB群などの栄養は副食で補えます。天日干し玄米を夏場12時間以上、冬場24時間をかけて水に浸潤したものは発芽前段階となり発芽抑制因子の役割が終わりますので安全に頂くことができます。

分搗き米は皮を剥《む》かれ全身傷だらけで休眠していますので水に浸潤させると休眠から目が覚めてアブシジン酸が活性化する可能性があります。分搗き米をどうしても食べたい方は洗った後、水を加え2時間ほど冷蔵庫で冷やしアブシジン酸が活性化するのを抑えて、冷えたまま炊飯してください。

玄米を選ぶならば天日干しの玄米であれば水への浸潤で発芽抑制因子を無毒化できます。現代の玄米は強制温風乾燥で焼け死んだものが多く、水に浸潤させても発芽抑制因子が消去されません。どうしても玄米を食べたい方は発芽試験をお奨めします。10粒ほど選び水に浸潤させ2～3日で8割以上発芽するか確認した方が安全です。

◆薬信仰

化学薬品の副作用は一種類で4％　三種類で25％　四種類で50％
緊急時を除き慢性病の薬摂取は慎重に副作用を検討することをお奨めします。

◆電子レンジは必需品？

電子レンジ調理による食べ物の分子レベルの破壊。諸説ありますが私はこの説が完全に否定されるまでは電子レンジを使いたくありません。

電子レンジはレーダーに使われるマイクロ波で一秒間に24億5０００万回食材の水分を振動させることで熱を発します。食べ物は振動で分子レベルによる破壊をうけビタミンやポリフェノール・カプサイシン・カテキン・イソフラボンなどは60％～97％失われます。振動と熱で食品の蛋白質を構成するアミノ酸がL型からD型に変換され、電子レンジで調理されたものを私たちが食べても人体で利用しにくいものに変わっています。地球上の動植物はすべてL型のアミノ酸で構成されているためです。

第9章

まとめの「Q&A」

この章では、Q&Aですすめていきます。

セミナーや講演の中で、私はさまざまな質問を受けます。それらの質問と合わせて、みなさんが判断に迷われているだろうこと、あるいは世の中の常識とされていることが本当なのかどうか、といったことを取り上げていきます。

回答の文章が短いところは、そのことを詳しく述べたページをお読みください。

Q1．糖質制限の食事について（低炭水化物） 103ページ参照

私の友人の女性で、ダイエットのために糖質制限の食事を始めた人がいます。炭水化物のお米もパンも食べません。もう半年近くになりますが、体調はいいし5キロやせたと喜んでいます。糖質制限の食事はどう思われますか。

A1．日本では、あるものの摂取が良いということになると、摂取すればするほど良いと考え、ある食品の摂取が悪いということになると、減らせば減らすほど健康になると考える人が多い。糖質制限を主張する人たちはその典型のように思えます。

糖質が目の敵のように言われていますが、こんな息子がいたらなんと幸せだろうと世界をうならせた大谷翔平選手は高校時代どんぶり飯10杯食べてあの193cmのバランスの取れた大きな体

を作ったのは有名な話です。

体内の糖質が不足した時にスムーズに糖新生ができる人は可、それができない人は不可です。糖新生がスムーズに出来ない人は血糖値を維持できず、疲労感、眠気、無気力、思考力低下、冷や汗、動悸、ふるえ、顔面蒼白の低血糖状態となります。また、低炭水化物の食事は、血管の「血管内皮前駆細胞」のレベルを激減させることが、動物を対象にした研究で突き止められています。「血管内皮前駆細胞」とは、血管の内壁を覆っている内皮細胞を修復し強化するもので、動物の骨髄で作られます。ところが、低炭水化物の食事をする動物の骨髄では、血管内皮前駆細胞が作られません。つまり、糖質カットダイエットは血管組織を弱体化させてしまうダイエットになるのです。ではヒトの場合ではどうなのか？

残念ながら、同じような結果が出ています。糖質カットダイエット実践者の冠動脈の血流状況がダイエット前よりも悪化し、心筋へダメージを与えていることが判明しています。

●糖新生がスムーズにできにくい方が健康やダイエットのために糖質制限をすると強烈な疲労感に襲われます。

●また糖質制限すると癌にかかりやすくなります。確かに癌は糖質を好みますが、実は癌を退治するリンパ球のエネルギー源も糖質なのです。

●糖質制限はリンパ球の活力を奪い免疫力の低下を招きかねません。体調の不調を感じたらご自分に合わない可能性が高いのですぐにやめられたほうがいいと思います。

●糖質制限の指導者が立て続けに突然死しましたが、アメリカでは糖質制限の提唱者のアトキンス博士が突然死して一気にブームが去ったこともあります。

●また筋肉ムキムキのボディビルダーが糖質を抑えると、朝起きた時には筋肉が落ちているのが自覚できるといいます。糖質のエネルギーの不足に危機感を覚えた体は夜中に筋肉のなかの窒素を使い肝臓で糖に変えてエネルギーを作っているのです。これを筋肉からブドウ糖を作る糖新生といいます。せっかくトレーニングで鍛えた筋肉が夜中に分解されてしまうのです。

高齢者の中には糖新生ができる人でも日に日に筋肉が落ちて歩行に困難をきたす人もいらっしゃいます。

結論としていえることは、糖質制限を長期間実行するにはリスクを伴いますので短期間でやめられることをお勧めします。

Q2.「朝食は食べたほうがいい」が常識では？ 93～96ページ参照

朝食は食べたほうがいいというのが常識だと思いますし、私も朝食抜きだと仕事に力がでないのですが。

A2. たしかにそうですね。朝から力仕事などなさる方はとくに、朝食抜きでは力がでないと思われますよね。お腹が空いているのに我慢するのは代謝が下がりよくありません。朝の空腹度合いによって軽く食べたらストレスも感じません。また、育ち盛りの子どもは4食でも5食でも完全燃焼に近いくらいエネルギー消費されてしまいます。

お相撲さんの朝稽古をご覧になったことがありますか？　私の子供のころ斜め向かいの空き地が九州場所のお相撲さんの稽古場でした。テントを張っていたかは覚えていませんが、彼らの早朝稽古は壮絶なものでした。死んでしまうと思うくらい激しいものでした。ところが彼らは朝食を摂っていないのです。食べてから体力の極限までの稽古をすると死んでしまうからです。プロレスの力道山も大切なタイトルマッチの前は何も食べませんでした。心配した弟子が「食べてください」と言ったところ、力道山はおもむろに「食べたら力が出ない」と答えたそうです。

しかし、『朝食を食べないといけない』という擦り込みが危険ということです。朝昼晩、3つの口で3食品を山ほど食べると〝癌〟という字になりますね。1日3食という習慣は、前述していますがエジソンがトースターを発明してからだといわれています。とにかく現代人は食べ過ぎです。しかも食品添加物も酸化した油も意識して避けないと食べる量に応じて際限なく増えてきます。

そもそも人間が三食を食べるようになってからまだ百年余りです。自然災害などで飢饉がひんぱんに起こるのが当たり前だったこともあり、日本に限らず世界中が一日二食でした。二食が当たり前だったときは肥満体の人はごくわずかでしたのでダイエットなどの必要もありませんでした。

支配階級の人だけが飽食できたせいか、ずいぶん昔に何かで読んだことがありますが、6000年も前のエジプトのピラミッドには、次のような墓碑銘が刻まれているといいます。

「人は食べる量の4分の1で生きている、他の4分の3は医者が食っている」

日本がまだ縄文時代の頃に、こんなことが書かれていたとは驚かされますが、支配階級の病気は贅沢病だったようです。この皮肉めいた文は「免疫機能」についての現代科学の知見に照らしても、間違っておりません。

❀免疫機能はたった一日の絶食　あるいは小食で向上する。

たとえば毎日好きなだけ食べるマウスの寿命を1とすると、

腹8分目　1・4倍に寿命が延びる

腹7分目 1・6倍に寿命が延びる
腹6分目 1・8倍に寿命が延びる

朝、食べたいのを我慢したストレスになる空腹はリンパ球が減少しますが、快適な空腹感はリンパ球の活性が増します。

Q3．減塩療法について 106〜112ページ参照

私の夫は高血圧と診断されてから減塩の食事を医師からすすめられました。夫の為にと塩少なめの料理をつくっていますが、以前好きだった料理も「まずい」と言い出しました。このまま減塩療法を続けいくと、かえって夫の元気がなくなるようで心配です。

A3．減塩食ってまずいですよね。過剰な減塩で喜びも癒しも無い不味いと感じる料理を食べて健康になれるわけがありません。

一生懸命味のないものを食べて血液中のナトリウムが減ると、体は血圧が下がると生命の危機を感じた生体恒常性が働きだします。腎臓から血圧を上げるホルモンが分泌されます。これは、「標準生理学」（医学書院）という医学生の教科書に書いてありますが、腎臓のレニン―アンギオテンシンが亢進し、血圧を安全域まで上昇させます。減塩で下がった血圧を身の危険を感じた体

が上昇させ、上がった血圧をまた薬で下げている。いたちごっこです。

お塩と血圧の論争はいまだ結論が出ておりませんが、摂りすぎても血圧は上がりますが、減塩しすぎても血圧は上がるわけです。

脳は心臓より高いところにありますが血圧不足で栄養や酸素を運んでくれないから酸欠状態になります。認知症にもなりやすくなります。

アメリカのテイラー医師も塩抜き実験を発表していますが、人は塩を抜かれると左記のようになるそうです。

3～4日目：食欲の低下、冷や汗が出てくる　5～7日目：全身の倦怠感。8～9日目：筋肉の痙攣が止まらず実験は中止されました。

人は0・9％の塩分濃度を維持しないと死んでしまいます。人は海から生まれたので血潮という海を持って地上に上がったからです。地上では汗をかき排泄でもナトリウムがなくなってしまいます。1897年フランスの生物学者ルネ・キントンによって海水を4倍に薄めて犬の血液を海水に置き換える実験が成功してからキントン海水療法が始まり多くの人命を救ったそうです。現代の海水の塩分濃度は平均3・5％ですが太古の海の塩分濃度の0・85％～に薄めることで体液とほぼ同じミネラルバランスになります。つまり代用血液になるわけです。逆に蒸留水を点滴してしまうと人は死んでしまいます。

ちなみに脳の80％は海水に近似した組成成分を含んだ水分です。

※「生命維持に不可欠な塩」については3章に詳しく書いています。

Q4．サプリメント信仰について

私の家内はサプリメントが大好きです。肌の衰えを気にしだした50歳をすぎてから特にそうです。常に5～6種類のサプリを飲んでいますが、誰かに美容に良いと聞いてはまた新たなサプリを買って試したりします。とにかくやたらとサプリに詳しいのです。

食事をきちんと作ってくれたら何も文句はないですが、料理は出来合いのお惣菜やチルド食品などが多く、正直おいしくありません。どうしたものか困っています。

A4．いまやサプリメントは大きな市場になっています。テレビやSNSのネット上でもサプリのコマーシャルは目立ちます。私は、サプリメントはダメだと言うつもりはありません。ただ、盲目的に信じるには玉石混交にすぎます。

サプリメントに警鐘を与えた医療界では有名な大規模な栄養介入試験「フィンランドショック」というのがあります。

癌になりにくい人の食生活を調べると野菜の摂取量が多いことが明らかとなり、その中でもβ

カロチンの摂取量が多い方が癌になりにくいとわかった。そこで、喫煙者を2群に分けて、一方にはβカロチンサプリを飲ませ、もう一方は偽薬（βカロチンを含まないカプセル）を飲ませて追跡調査した癌防止（ＡＴＢＣ）試験のことです。

その結果、予想に反してβカロチン飲ませた群のほうが肺癌の発生が多かったのです。その後、アメリカでも同じような研究を行いましたが、結果は同じでβカロチンのサプリメントは肺癌を増やすという結論に達しました。これをフィンランドショックといいます。

野菜を食べると癌が減るという事実はあるものの、純化したβカロチンが癌予防になるわけでなく予想とは逆に発癌物質であった事。野菜に含まれる様々なビタミンやミネラル、抗酸化成分が癌を抑制することが証明されたことになります。単一な部分食のベータカロチンでは癌が増えてしまったのです。野菜を丸ごと食べることで癌は抑制されていたのです。

アメリカで行われたＣＡＲＥＴ試験も、フィンランドで行われたＡＴＢＣ試験もともに二重盲検試験で、参加者、医師とも誰がサプリメントを、誰がプラセボ（偽薬：見た目や味は薬と同じで薬効成分を含まないもの）を服用しているか後まで知らされませんでした。

これによると、平均6年の追跡期間が経過した１９９４年に、プラセボよりもサプリメントを摂取した参加者の群のほうが肺癌の発生率が16％高く、全死亡率は、β-カロテンサプリメントを摂取した群が８％高かったと、ＡＴＢＣ試験の研究者は報告しました。

この結果、CARET試験は早期に打ち切られ、参加者はサプリメントの摂取を中止しました。
このように考えると、世の中はいろんなサプリがありますが、それが本当に体にいいかどうかという科学的根拠はほとんどないわけです。フィンランドショックのように、逆に癌を増やすようなことがあってはならないのです。
このような調査の「話題」はたくさんありますから、サプリ信仰の奥様とは、こうしたことを何気なく話題にするのもよいかもしれません。

Q5．免疫力について

夫は会社を定年退職してからお酒は飲まずタバコもやめて、朝夕散歩するなどして規則正しい生活をしてきました。私は免疫を高める料理にこころがけてきましたが、癌に罹り一年もたたないうちに亡くなりました。夫はあまりにも几帳面な性格で面白みにかける人でした。テレビを見ても世の中への不平不満をぶつけ批判をすることが多く、笑うことがあまりありませんでした。食事以外に免疫力を高めるための工夫はないでしょうか。

A5．「免疫療法」とか免疫力を高める食事やサプリメントなどの宣伝がネット上にもあふれています。免疫というのは、端的に言うなら各人の生命力そのものですから、個人差は大きいと思います。そして、生命力というと精神的な要素も大きいですね。免疫力を高める食事を毎日食べていても、心（精神）が病んでいたら何もなりません。窮屈な食生活で健康になれるのかも疑問に感じます。肉もダメ、この食べ物は陰性だから陽性だから、こんなこと考えていたらストレスがたまります。

知り合いに面白い方がいらっしゃいます。膀胱癌と前立腺癌を患ったために身辺を整理し、経営していた会社をたたんで酒もたばこもやめ、術後は正しい食生活を始めました。ところが隣で娘と奥さんがたばこをスパスパ吸っているので馬鹿らしくなって酒もたばこも解禁したら再発もなく癌がきれいに治ってしまったのです。この方は楽天的で「人工膀胱便利だよ、おしっこを我慢しなくていい」という方です。

正しい生き方よりも愉しい生き方のほうが生命力（自然治癒力）は湧いてくると思います。

Q6．玄米菜食の是非について　192・271ページ参照

我が家では二年ほど前から玄米食になりました。健康には人一倍関心のある家内が、玄米食は体にいいと友人から聞かされてから、自分でもいろいろ学んだ結果、玄米食になったのです。玄米食はよく噛んで食べないといけません。早食いだった私は玄米食になってからよく噛むようになったせいか、茶碗二杯が一杯で済むようになり、体重が5～6キロ減って楽になりました。そ

のことは喜んでいいのですが、玄米はそろそろ止めたいなと。玄米の効用は認めますが、ご飯はやはり白米がおいしいです。

A6. このご質問は玄米信仰のところで前述していますが重要なことですのでもう一度お答えします。

玄米食・野菜食を勧めるマクロビオティックをフランスやアメリカで広めたのは、石塚左玄の弟子のひとりだった桜沢如一の薫陶を受けた後継者でもあった久司道夫という人です。肉食中心の欧米人とくにアメリカ人は食べすぎのメタボ体質が多いので、ヘルシーな食事法のマクロビオテックでスリムになり健康を取り戻す人が増えてきました。セレブにも取り入れられるようになりアメリカで認められ、やがて日本に逆輸入されました。

久司道夫の考え方は病を治すよりも精神性を向上し健全な肉体をつくろうとしていたようです。健全な肉体よりも健全な精神に健全な肉体が宿るということです。

食に対する私の基本スタンスは「食べ物に善悪はない、囚われることがいけない」ということです。ですから私はマクロビオテックの考えも否定はしません。

ただ、玄米食については疑問があったので私なりに調べていくと、日本人は現代のような光沢のある玄米を食べた歴史はないということでした。現在は脱穀した後、ゴム板に挟んで摩擦で籾を剥ぎ取っていますので光沢のある玄米になります。明治、江戸以前は杵を用い打撃で籾を剥ぎ取っていましたので結果的に糠の部分も剥げた七分搗米程度の米を食べていたと考えられます。

つまり、江戸から明治大正時代の玄米と、昭和・平成の玄米は似て非なるものだということです。

大正時代頃までは鎌で刈り取りしていましたが、現在ではコンバインで刈り取りと脱穀と選別を同時に行うため種は叩かれダメージを受けています。さらに大正以前は、刈り取った稲をハザ(木組みの竹竿)にかけて天日干ししていましたが、大戦後の昭和平成では、温風乾燥機の中で一気に乾燥させるので、ほとんどの米が過剰な熱風で生命力を失っています。そのため水に浸潤させてもアブシジン酸は消去されないのです。

私は、このアブシジン酸と呼ばれる植物ホルモンに着目しました。玄米に限らず種子類には、種《しゅ》を残すため鳥獣に食べ尽されないように毒性を備えています。その毒物の化学名はアブシジン酸と呼ばれ、発芽抑制因子となる植物ホルモンです。

発芽抑制因子はその名のとおり、発芽条件が整うまで決して芽を出させないために働きます。秋口にほの暖かい日を小春日和と言います。そんな日に種が、春が来たと勘違いして芽を出してしまうと、後に雪が降り、霜が降ると枯れてしまいます。アブシジン酸は枯死を防ぎ、どんな環境下でも子孫を残すための植物ホルモンというわけです。

千葉県の天然記念物の大賀蓮は縄文後期の遺跡から大賀博士の調査によって発見され発芽試験

が行われるまで２０００年もの期間を耐え発芽条件が整うのを待っていました。アブシジン酸の力は時を超越しています。

玄米菜食　アブシジン酸

発芽抑制因子・アブシジン酸という毒性に守られた玄米は消化されませんから、アブシジン酸を消去・不活性化させて食べないと危険です。腸壁を傷つけるだけでなく腸に集まる免疫機能は70％といわれていますが、その免疫細胞にエネルギーを与えるミトコンドリアを破壊する毒となります。

さらに玄米に含まれるフィチン酸は鉄、亜鉛などに強力なキレート作用があり体外に排泄し深刻なミネラル不足を惹き起こします。その一方、汚染物質の水銀やカドニウムなどに化学結合して水に不溶性の塩となって排泄もしてくれます。

玄米を食べているのに体調が悪い人がいます。顔は黒ずみ、貧血ぎみで低体温で生気がない人が多くいらっしゃいます。

千年前の食品舎のお客様で、20年以上の玄米菜食をしていて、まっすぐ歩けないほど体調が悪い人がおられました。奥様からご相談を受けましたので玄米をやめていただき白米と「古代食くろご・ペプチド」と「だし&栄養スープ」に変えてもらったら一週間ほどで劇的に改善しました。ご主人の高血圧も、お母さんの全身の痛みも消えてしまいました。ご自分一人だとたまたまかもしれませんが、家族全員の体調不良が霧散してしまったのです。最初は分搗き米ではだめですか、と玄米から離れることが不安なようでしたがよくご説明して白米にしていただいた結果です。

Q7．玄米のフィチン酸について

玄米のフィチン酸は、どのようにして抜くことが出来るでしょうか？

玄米についていろいろと調べていると、アブシジン酸とフィチン酸がよく出てきます。アブシジン酸は、発芽毒で浸水すれば、毒を抜くと知りました。しかし、フィチン酸は、どのようにして抜くことが出来るでしょうか？　因みに私が今迄読ませて頂きました文献では、フィチン酸は、ミネラル分を排出する作用があり、「有害ミネラルを出してくれるから良い」という意見と「身体に必要なミネラルも排出してしまう」という意見もありました。

A7．アブシジン酸は12時間以上浸潤させるとファゼイン酸とジヒドロファゼイン酸に変化し毒性は無くなります。フィチン酸も12時間以上浸潤させるとイノシトールに変化します。イノシトールは抗癌作用もありますがビタミンB複合体として働き、うつ病、パニック症候群、脂肪肝、高脂血症の治療にも効果的です。

「古代食くろご・ペプチド」も黒い野生種５種を水に浸潤していますのでフィチン酸がイノシトールに変化しています。詳細分析にイノシトールとして検出されています。フィチン酸は水銀もキレート（包み込んで）してくれるので微量摂ることは賛成です。栄養は摂ることも大切ですが出すことも大切ですのでフィチン酸のキレート作用は解毒作用があると捉えています。そのため「古代食くろご・ペプチド」にも黒煎り玄米を少量加えフィチン酸の良いところも取り入れています。黒煎りにするとアブシジン酸は２００℃で破壊されますがフィチン酸は残ります。

しかし毎日食べる一般的な玄米食信奉者の方は大量摂取の弊害の方が多いと思います。特に微量ミネラルの鉄がキレートされると造血が出来なくなります。結論として体に必要なミネラルは加工度の低い食品や、ミネラル製品、天日塩、自然塩等で補給できるのでフィチン酸の水銀や鉛、カドニウムを排泄する作用を支持したいと思います。メチル水銀は水俣病で分かる様に特に脳の神経系の特定部位に強い傷害を起こしますのでフィチン酸でキレートして出してもらった方が益が多いと思います。

Ｑ８．蕎麦の発芽抑制因子について

私は蕎麦が好きで、普段から麺類で食べる際には、ほとんど蕎麦を食べます。玄米や豆類は、いつも浸水してアブシジン酸を無害化させています。しかし、ふと「蕎麦の発芽抑制因子はどうなのかなあ～」と思いました。アドバイスを頂けると幸いです。

A8．実は私も蕎麦が大好きでお昼に干麺の「十割そば」を湯がいて、「だし&栄養スープと天日塩と有機丸大豆しょうゆ」を惜しまずに使って作り置きしていた「そばつゆ」で頂いています。最近は頂きものの下仁田ネギの青い部分を糸状に細く切って薬味にしています。毛細血管を丈夫にしてくれますので、外被と実の間に多く含まれるルチンを摂るためにそば湯もしっかり飲んでいます。

日本人は縄文時代から蕎麦を食べていましたので誰しもが蕎麦のアブシジン酸で腸内免疫を破壊されるのでなく、アブシジン酸を無害化できない人が影響を受けるわけですから玄米食のように毎日大量に食べない限りは神経質になる必要はありません。

強者生存で毒素の排泄能力の弱い人は子孫を残せませんでした。テレビの健康番組の影響か、食べ物に感謝しつつ美味しく頂くのでなくて、知識や頭で食べる不自然な食べ方が最も不自然と思います。三食蕎麦を食べるのは問題ありですが、そんなことはまずありません。食べ物に善悪があろうはずがありません。食べ過ぎや誰と食べたか、愉しく感謝して頂いたかが問題だと思います。

◆「古代食くろご」は生きた発芽力のある玄米や黒大豆を水に12時間以上浸潤させ、前発芽状態にすることで発芽抑制因子の役割を終えさせ毒性を消去しています。アブシジン酸を焙煎消去した黒煎り玄米を加えることで少量のフィチン酸は残されています。アブシジン酸は約200℃で失活します。

Q9．カロリーゼロやカロリーオフについて　126ページ参照

私は太りやすい体質なので食べ過ぎないように気をつけています。ダイエット食品というのに弱いんです。飲料水などは「カロリーゼロやカロリーオフを選んでいる」と食品業界につとめている友人に話したところ「人工甘味料にだまされてる」と笑われました。カロリーゼロやカロリーオフというのは嘘なのでしょうか？

A9．「人工甘味料」はダイエット食品やカロリーゼロ飲料などに入っています。人工甘味料は味覚としての甘味は感じるのですが、エネルギー源としての甘味のエネルギーは0です。ところが砂糖より数百倍の甘味をもつといわれています。

アスパルテームなどの「人工甘味料」は、腸内細菌叢を変化させることによって耐糖能障害を

誘発しますと書かれた論文もあります。

高齢者らが肥満や高血糖の予防として、良かれと思って飲んでいる人工甘味料入りのドリンクが、脳卒中や認知症を起こしやすくするという研究データもあります。二型糖尿病発症リスク上昇の報告もあります。折角のカロリーゼロでも健康的なダイエットにならないようです。

大手飲食業界は食品添加物、人工甘味料など使用しないとコストを抑え大量生産できませんから、消費者ひとり一人が学んで賢くなるしかありません。学んで買わないことがメーカーへの抗議になると思います。

※人工甘味料や食品添加物については第4章に詳しく書いています。

Q10.「牛乳信仰」について

私は牛乳を飲むとお腹の調子がわるくなるので飲みませんが、母（75歳）は「牛乳はカルシウムが豊富で健康によいし､骨粗鬆症の予防になる」からと言って朝夕飲んでいます。いわゆる「牛乳信仰」なのですが、最近、牛乳は飲まないほうがいいという意見も多いですけど、どう思われますか。

A10. 冷蔵庫のなかった時代に牛乳を保存する方法として、バター、チーズ、ヨーグルトが発明されました。肉の保存がハムやソーセージ、果物の保存方法がドライフルーツやワインです。

何度もお伝えしていますように、「食べ物に善悪はない」というのが私のスタンスです。ですが私自身は牛乳を飲みませんし、家族も飲んでいません。子供のころは学校給食で脱脂粉乳を出されていましたがおいしいとも思わず、栄養もあるだろうし、ただ出されたからもったいない精神で飲んだという記憶しかありません。大昔から牛乳や乳製品を食してきた西洋人と違い、多くの日本人が牛乳を飲みはじめた歴史は浅いので、乳糖不耐症の方や体質的に合わない人も多いのでしょう。

そういうことも含めて、酪農家や乳製品をつくるメーカーには申し訳ないのですが、牛乳を健康のために飲んでいるのであれば、飲まなくてもいいというのが私の持論です。

牛乳は赤ちゃん牛にとっては栄養豊富な母親の血液と同じです。白い血液です。でも、ある程度成長したら自然と離乳し、牛本来のごちそうである牧草を食べるようになります。牛にとっては牧草が最も体に合う一物全体食です。然し、私たちが飲む牛乳を提供してくれるホルスタイン牛の飼育方法は、生まれてすぐ母牛から引き離されます。母牛の乳は初乳の免疫物質を摂らせるため一週間ほどは人の手で与えられますが、後は余った牛乳で粉ミルクを溶いたものを取り付けた哺乳瓶で飲まされます。

母牛は出産の後すぐに生産ラインに戻されます。仔への授乳をさせないのは次の妊娠を促すためです。母性から次の子が欲しくなり、発情し妊娠しやすくなります。母牛の自然哺乳による旧来の飼育法では、子牛は乳を吸いながらおしゃぶりをして精神的な安定を得て、自然に離乳するのは5~6ヶ月齢です。自然か不自然かの価値基準に照らしてみると、牛乳は哀しくて極めて不自然な飲み物です。ストレスにまみれて搾乳された牛乳は、殺菌しないと飲むことはできません。

牛乳信仰の中には、カルシウムが豊富という刷り込みがありますが、近年の疫学調査では骨粗鬆症予防では、むしろ牛乳を飲む人のほうがカルシウム欠乏症になりやすいことが明らかにされています。同様に、品種改良された乳牛による牛乳には、ある種のホルモン（ＩＧＦ1）が多く含まれ、乳癌や前立腺癌発症にも深く関与していることが明らかにされています。白内障や喘息、腸内環境悪化の原因にもなっています。子供が摂りすぎると、Ｉ型糖尿病の発症の危険性も指摘されています。

ただ、私が牛乳を飲まないのは飲みたいと思わないのが一番の理由で、カルシウムの補給ということなら、私が好きな小魚類や海藻、根菜類、緑黄色野菜などの全体食（一物全体）から十分に摂れるからです。お母さまには、牛乳を飲むのを無理やりやめさせるというのではなく、カルシウムの豊富な美味しい食材を教えてあげてください。

広々とした牧草地でのびのび育った牛の牛乳と、牛舎の中で飼料を与えられて育った牛乳の味の違いは……？　私が飲むとしたらむろん前者の牛乳です。

お薦めしたい牛乳があります。

日本でただ一か所、北海道の「想いやりファーム」の生乳は、牛に環境面でも飼料の面でも一切のストレスを与えず搾乳していますので、血液中に生菌がおらず厚生労働省から唯一完全無殺菌が認められています。どうしても牛乳を飲みたい方は「想いやりファーム」へお問い合わせください。

この無菌牛乳は、室温で放置すると乳清、バター、チーズに分離します。混ぜると元の牛乳に戻ります。熱殺菌の必要がありませんので、カルシウムや鉄を吸収するための酵素が壊れていないため、鉄分もカルシウムも100％吸収できます。80才を過ぎてから「想いやり生乳」を飲み始めて骨密度が上がった方もいらっしゃるそうです。オーナーの長谷川さんとは二十年以上前お会いしたことがありましたが、意外なことに脱サラ組で熱量のあふれる方でした。実は牛乳否定派だった私に、牛乳に対する偏見を改めてもらおうと遠く北海道からお会いに来てくださったのです。神戸のガード下の居酒屋で語り合ったのが昨日のようです。

Q11. 水を飲まない子供の相談

我が家は数年前から、長男家族と同じ屋根の下で三世代同居になりました。小学生と中学生の二人の孫がいるのですが、食事のときジュースを飲む習慣になっているのが気になります。「水かお茶を飲ませたらどうなの」と母親には言うのですが、「水はまずいと言って、子供たちは飲まないんです」と言うばかり。人工甘味料の多いジュースやスポーツドリンクを箱ごと買いためています。

A11. 食事時にジュースというのは健康的に見えますが、あまりお勧めできません。そいう光景が多くの家庭で見られるようになったのは、この20~30年でしょうか。コロナ禍以降、お茶やスポーツドリンクを入れた水筒を学校に持参する子供が増えたそうです。「水はおいしくない」とか「味がない」と言って、口にしない子もいるというのですから驚かされます。水の美味しさがわからなくなった原因の食品添加物を控え、味覚が戻れば水の微妙な味もわかるようになります。

水の美味しさとは、山の湧水を美味しいと感じるように仄かなミネラルの美味しさです。スポーツドリンクのように味があっては、生命維持に必要な量を飲めなくなってきます。スポーツドリンクの味を作っている食品添加物はトレハロース、酸味料、香料、増粘剤、人工甘味料・アセスルファムK、ステビアなどです。

主食の米も、飲み水も強い味があっては良くありません。お米も品種改良が進み、甘くもちもちとなり何杯もお代わりできなくなってきました。すると不足した炭水化物はお菓子で補われるようになってきたのです。今やお米に費やされる費用よりもお菓子に使われる費用が上回ってきました。

言うまでもなく、人体の70％は水分です。科学的に見ても水ほど不思議な物体はなく、水がなければ生命は誕生していません。だからと言って、水を飲みすぎるというのも問題です。1日に2リットル以上、または短時間に1リットル以上の水を飲んだ場合、水中毒を引き起こすとされています。

アメリカの水飲み大会で7・5リットルの水を飲んで2位になった女の人が家に帰ったら死んでしまったこともあります。体の塩分が薄くなりすぎたのですね。お塩、つまり電解質不足で。代謝性の脳障害が起きたのです。これを水中毒といいます。水飲み大会の賞品が任天堂のゲーム機だったので、この女性は愛する子供のために一生懸命頑張って飲んだのです。

第10章

千年前の食品舎

娘をモデルにした人形と社名由来

5章で少し触れたように、私は人形作家として生涯を創作の毎日にすることを目指していましたが、モノを売ることが苦手な私は、営業的には全く無能力でした。若さの勢いで結婚して家族ができたのに自分の働きで家族を養うことができませんでした。展覧会への応募作を作るだけでは収入にはなりません。いろいろな賞も受賞しましたが、創作の傍らその日の米のためにもアルバイトにも励みました。バイト先の方にもわたしが陰ひなたなく働くので信頼され応援していただきました。

そうして数年、世間の人たちにとっては当たり前のことなのに自分の夢のため、子や妻を犠牲にしてはならないことにようやく気が付きました。妻子の犠牲の上に成り立つ『自分が目指す創作の毎日』は本当の幸せではなかったのです。そしてサラリーマンを経て次女のアトピー性皮膚炎を食べ物で治したい一念から食品関連の仕事に就きました。ところが、この業界のさまざまな問題や矛盾に突き当たり、必然的に「千年前の食品舎」を設立するに至りました。結果として創作のステージを食の創作に移すことになりました。

「栄養以前の生命力に満ちた食品」を追求するうち、ものを売ろうとしないでも共感して買ってくださる方が増え、創作人形ではありませんが、望んでいた創作の毎日になったのです。製品のコンセプトも創作でありパッケージを考えるのも創作活動です。千年前の食品舎のオリジナル製品のパッケージはすべて私の創作です。どうやって世間にお伝えできるのかと考え、実践するのも私からしたら創作でした。人形の応募作を創作する時は一種のトランス状態であり、睡眠をとる必要がありませんでした。締め切りの日の朝、最後の工程、面相筆で眼を入れるとなったとき、若いのに目の焦点が合わず、30代なのに一過性の老眼状態になって慌てたこともあります。その人形がこの本のエピローグに紹介させていただいている「遊《ゆう》戯童《ぎわらべ》」と表紙カバー裏の「風麗十五日の風」になります。

「変わった社名ですね」

初対面の人に必ず質問される社名の由来についても先に書きましたが、ここでもう少し説明をさせていただきます。

本書に載せた二人の幼女の人形が、社名由来に少なからず関係しています。この幼女の人形は、私の娘たちがモデルです。娘たちが、鼻をつぶしてじゃれあっているひとこまを切り取ったものです。タイトルは「遊戯童」です。次女は生まれてすぐにアトピー性皮膚炎と診断されました。

幼い彼女たちは食のことなど何も知らず、親が出すものを食べるだけです。美味しいか美味しくないかのそれだけで、その食品の由来もわからず、人工甘味料や食品添加物がどうのこうのといった問題にも関心ありません。何も知らないのだから関心の持ちようがないのです。

天から降りてきた

私は、「千年前の食品舎」という社名が天から降りてきたとき、『来たっ!!』と思いました。実は代表作「遊戯童」の構想もタイトルも天から降りてきたものです。

動物植物を含めてすべての生命は、まぎれもなく宇宙の一部であり「一物全体」として生かされているわけですが、図らずも食品業界の一員となった私は、食品添加物で味を作る人工食、生命力のないカロリーだけの食品が多いことに愕然となりました。現代でいうところの超加工食品の氾濫です。

しかも食素材全体を生かすのではなく、多くを捨てて、美味しく食べやすい部分のみを製品化した部分食です。捨てる頭、捨てる内臓、捨てる根、捨てる皮、これらはすべて神の領域です。頭のない動物はいません。根っこのない草木、皮のない草木もありません。草木の皮は根から吸い上げた水や養分の通り道です。皮膚のない動物もいません。皮膚は器官の一つなのです。

野生の鳥獣たちは一物全体の生命を捕獲して生きています。しかも自然界の鳥獣は、生まれてから間もなく、この木の葉っぱは食べられるものか、食べられないものか、鋭い味覚で感知し毒を含むものを避けています。獲物の捕獲の仕方も遺伝子に組み込まれ、親からも伝えられて何千年何万年と生きのびてきました。太古の人類も、そうやって生き残るため味覚や獲得した能力を最大限進化させ、次世代につないでいったのです。そういう長い歴史を想えば、口に入れるものはもう一度、生命のあるべき原点に立ち返る必要があります。今がその時だと思います。

唯物論的な表現ですが私たちは食べたもの飲んだもの吸い込んだ空気で作られています。しかし、物質だけで生命が継承されるわけではありません。食べ物となった生き物たちの命をいただくことで命の継承ができていることを食品業界は忘れているのです。命は一物全体です。千年という幽玄の単位で一物全体の食品が天から降りてきたように思えました。千年の響きには、太古も未来も包み込んだ深淵《しんえん》さがあります。千年も食べ続けられた食べ物には、野生を食べた時代から生命を支え続けた壮大な実績があります。何物にも得難い安全証明です。

この章では、「千年前の食品舎」が開発した食品のPR，プレゼンテーションのページにさせていただいています。

食品自体のチカラを信じて

ペプチド出汁である「だし＆栄養スープ」や「古代食くろご・ペプチド」の開発については5章で書いていますので、ここではこれらの食品の内容と効用について説明させていただきます。

弊社の食品は、ご縁のあった一般ユーザーの方々だけでなく医療関係をはじめ自然健康食品店などで長年ご愛顧いただいております。

一物全体食のペプチド製品は栄養以前の生命力に満ちています。お陰様で体調不良が改善したというご報告を頂くことが多いのですが、食品で「治った」と表現することは薬と同じ法律が適用され薬機法違反になってしまいます。食べ物は栄養以前の生命体です。食べた方は野生動物が病になったときにじっとして自然に治癒するのを待っているように、自分の体は自分の自然治癒力で治せるようになったのだと思います。

一物全体食品は細胞の中の枯れた栄養を満たす力があります。満たすことにより自然治癒力が働きだしたのだと思います。「だし&栄養スープ」で治った。「古代食くろご・ペプチド」で治ったわけではないのです。一物全体食の目には見えない氣という振動栄養をもらい、あなたの生命力が治す力を取り戻したのだと思います。

私は自社の食品自体のチカラ（生命力）を信じているので、百貨店の物産展やセミナー、講演会に呼ばれたりして、食品そのものの発信力で販路を広げてきました。

しかし、いくら食品自体にほんとうのチカラ、生命力があっても知名度が上がらないことには広がりません。知られていないことはこの世に存在していないのと一緒です。ですから「だし&栄養スープ」にしろ「古代食くろご・ペプチド」にしろ、口コミの評判で広がるまでにかなりの時間を要しました。その間に会社をたたまざるを得ないような危機もありましたが、この数年の業績の伸びで乗り越えることができました。自然食ブームというのも追い風になったのかと思われます。

ブームというのはいずれしぼんでゆくものです。ところが、最近の自然食ブームはそうではないようです。人体に悪影響を及ぼす化学肥料や農薬、人工甘味料や食品添加物の危険性がようやくある一定の人たちに認識されるようになったのかと思います。

私はセミナーや講演会を続けてきたので、参加者の反応が以前と比べて敏感になっているのが直接肌で感じられます。しかし残念ながら、食に対する危機感を持つ人たちはあくまでも「ある一定の人たち」にすぎません。

さて、この章の前置きはこれくらいにして、「千年前の食品舎」の食品の内容と特徴について、いただいたご質問も参考にしてＰＲさせていただくことにします。

「だし&栄養スープ」

「だし&栄養スープ」は、商品パッケージの名称欄は「天然出汁ペプチド粉末」で、原材料は澱粉分解物・キャッサバ芋、カタクシイワシ、カツオ、昆布、原木栽培椎茸、無臭ニンニクと表記

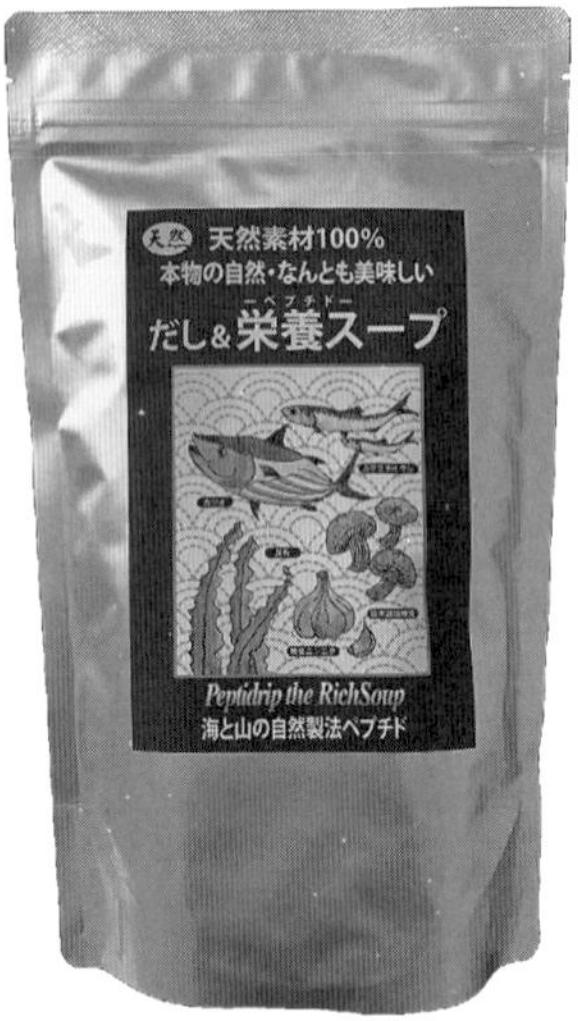

だし＆栄養スープ

しています。出汁であり調味料でもありますが、お湯で溶かすだけで一物全体の栄養スープになります。

主原料となる魚（イワシ・カツオ）や原木栽培椎茸を丸ごと気圧の差を応用した真空窯で圧縮膨張収縮させ、暴瀑現象を起こして乳化し特殊な透析膜のようなものでろ過することで、タンパク質がペプチド化されています。自然製法であるため異物反応が出ず身体が受け入れてくれますので吸収がきわめて容易です。体力の落ちた方であっても水さえ飲む力が残っておれば生命力にあふれたカタクチイワシやカツオ、昆布、原木栽培椎茸、無臭ニンニクの丸ごとの栄養補給に適しています。

栄養以前の生命力とは

●なぜイワシを使うのか

イワシは別名海の米、自分より大きな海洋生物に食われることで養っている。食われても食われてもそれ以上に生まれてくる繁殖力、生命力がある。その生命力を食べる。イワシ一匹で4万

〜12万粒産卵。雄は同じタイミングで放精。5月から8月のシーズン中に数回産卵。人の卵母細胞数は胎生5カ月で700万個、出生時200万個、排卵が起きる思春期は30万個。そのうち排卵するのはたったの400個　イワシの1／300。

古来の農法では肥料としてイワシを10〜15日干して「干鰯《ほしか》」とし、綿や藍の肥料にしました。油を搾ったイワシのカスは〆粕《しめかす》として金肥と言われるほど高価な速効性のある肥料になりました。綿が大量にとれるようになり温かい衣服やお布団となり私たちの健康と寿命は延びてきました。

●なぜカツオを使うのか

カツオやマグロには生まれてから寿命が尽きるまで高速で泳ぎ続ける無尽蔵のスタミナがあります。マグロは大型魚であるため出汁として丸ごと頂くのは困難です。カツオであれば丸ごと一本の振動情報を頂くことができます。何よりも出汁としてイノシン酸の美味しさに優れています。

●なぜ高価な原木栽培椎茸を使うのか

椎茸の栽培方法はクヌギというドングリの木の幹に椎茸の胞子を打ち込む原木栽培と、菌床栽培というおがくずに米ぬかなどを加え滅菌して固めた培地に、胞子の塊などからなる種菌を植え付ける方法があります。菌床栽培は早ければ5週間ほどで収穫ができ一年を通じて栽培できます。

一方ドングリの木に穴をあけ種駒を打ち込む原木栽培は収穫までに一年半ほどかかりますが三年目までは発生しない可能性もあります。菌床栽培椎茸と原木栽培椎茸では味も風味も栄養価も異なりますが原木栽培椎茸は山の鮑《あわび》と称されるほどの豊かなうま味と深い香りが特徴的です。このうま味の源は過酷な野生環境で固い原木からにょきにょきと出てくる生命力にあります。

●なぜ無臭ニンニクを使うのか

無臭ニンニクは認可は摂っていませんが、オーガニックで栽培しています。販路が決まっているので、大変な事務手間がかかるオーガニックの認証を取得する必要がありません。オーガニックといっても通常の農業では考えられない方法で栽培しています。葉が出てきたら「だし&栄養スープ」を1000〜2000倍に薄め葉面散布するのです。するとペプチドは低分子ですから葉面から一物全体の調和のとれた栄養が浸透し、葉が元気よく茂ります。茂ったところで散布をやめると、広い葉面に太陽光線を浴びて光合成が盛んに行われ、地下茎がどんどん大きくなってきます。

無臭ニンニクは、西洋ねぎ、リーキの仲間です。生で食べられるほど刺激がなく、栄養的には普通ニンニクに遜色ありません。加熱すると甘味が出ることで、和洋中華すべての料理に使えるようになります。刺激成分のアリシンが普通ニンニクの1／60ほどですので、ペットにあげても大丈夫です。

●なぜキャッサバ芋を使うのか

水溶性となった魚を粉末にするためには、澱粉に付着させることが必要です。ジャガイモ澱粉を使わないのは、発芽するとソラニンという他の動物に食べつくされないための毒で食中毒を起こすため、すべてのジャガイモではありませんが、放射線コバルト60を照射して発芽しないようにしています。その放射線量は胸のレントゲンの２３３００倍。致死量の7倍です。安全といわれますが使いたくありません。

コストパフォーマンスの良いトウモロコシ澱粉は遺伝子組み換え。これも使えません。

キャッサバ芋を使うのは人類の主食の一つとして、一万年以上食べ続けられてきた歴史に裏打ちされた安全証明があるからです。収穫後、25センチくらいに切った枝を挿し木すると、どんな荒地でも水も上げないのにどんどん増えてくる繁殖力、生命力があります。その生命力を食べる。今でも人類の8億人以上の食を支え、２億５０００万人以上の主食になっています。

キャッサバ芋はもともと低ＧＩ食ですが、「だし＆栄養スープ」のために開発されたキャッサバ芋澱粉分解物は、後日の研究で砂糖やブドウ糖と同時に摂ると血糖抑制効果があることが分かりました。出汁として使えば砂糖の害が無害化される可能性もあると言えます。

「だし&栄養スープ」のネーミング

私はこの食品の特徴をずばり表現する言葉を考えるとき、いろいろ思案したあげく、ストレートでいくことにしました。つまり、カタクチイワシ、カツオ、昆布、原木栽培椎茸など、うま味成分がたっぷり入った「だし」であり、「栄養」でもあり、ペプチドの「スープ」でもあるということです。実態は出汁でありながら一物全体食のペプチド栄養スープなのです。

ペプチド化した「だし&栄養スープ」は、出汁をとらない味噌汁のなかにスプーン一杯5g〜10g入れるだけです。もちろん野菜炒め、チャーハン、焼きそばなど料理の調味料として味つけに使えます。和洋中華を問わずあらゆるお料理に出汁としも調味料としてもお使い下さい。

栄養のあるペプチドスープという意味では、口から「飲む点滴」と言うことができます。実際、食事の摂れない方でもこれを飲むと素早く吸収されるので、「飲む点滴」だと医療関係の方で表現する方もおられます。実は口から食べることは、生命力を生み出す食事としてとても大切なことです。胃瘻《いろう》も生命力は湧いてきません。胃瘻は直接胃に穴をあけチューブで栄養を送り込みます。噛むことも飲むこともありません。

末梢静脈点滴によって電解質や栄養をあげると、即効性はありますが、血液は薄くなり生命力が失われます。また点滴は深刻なむくみの原因ともなり癌などで治療を受ける方にとっては筆舌に尽くしがたい苦痛を伴うものです。点滴は天敵だと言う方もおられます。

薬よりも看病・介護食としてのペプチド

アルツハイマーの83歳の寝たきりのお母さんを病院から自宅介護に変えた女性から嬉しい報告を頂いたことがあります。

「だし&栄養スープ」と「古代食くろご・ペプチド」を介護食としてお母さんに飲んでもらっていると、今までまばらだったまつ毛が生えてきて、白髪が黒くなり無毛であった陰部の陰毛まで生えてきたそうです。受け答えもしっかりしてきたと驚いていました。

これには往診した病院の担当医も驚いて尋ねたので、「蛋白質を意識して摂らせるようにしています」と答えると、「お母さんは肝臓が悪いので、あまり吸収も出来ないだろうし、負担がかかるよ」と医師は答えたそうです。そして次回の往診時に、お母さんの様子を診て、「これは吸収できているね」といっそう驚いたということでした。

「だし&栄養スープ」は、化学を使わない方法でペプチド化されていますから、体が異物として拒否することもなく消化吸収の負担もないので、肝臓にも栄養補給が出来たのだと思います。お母さんは自分に元々備わった治る力を、食べることで取り戻したのです。

普通寝たきりの高齢者の食事は誤嚥性肺炎を防ぐためにゼリー状の食事が多いのですが、「古代食くろご・ペプチド」も「だし&栄養スープ」もそのまま溶かすだけで摂ることができます。共に化学を使わない方法でペプチド化されていますから体が異物として拒否することもなく消化吸収の負担もないので肝臓にも栄養補給ができたのだと思います。

「古代食くろご・ペプチド」

近年の農作物には自然界ではあり得ない不自然な品質改良が当たり前のように行われてきました。その結果、栄養価のみならず作物の備えていた栄養以前の生命エネルギーも低下しています。千年前の食品舎では、野生種の黒米を中心に人が何千年も食べ続け安全の証明がされた、自然食品の普及につとめています。

「古代食くろご・ペプチド」は野生種でありその生命力は栽培種には及びもつかない、栄養以前の生命力をいただく食品です。

原材料は、次のとおりです。

黒五ペプチド（黒米玄米、黒大豆、黒ごま、黒い松の実、黒房スグリ〔仏名カシス〕）、黒煎り玄米、フラクトリオリゴ糖、野生植物灰化抽出ミネラル黒粉末〔ヒバマタ、ヨモギ、イタドリ〕、その他

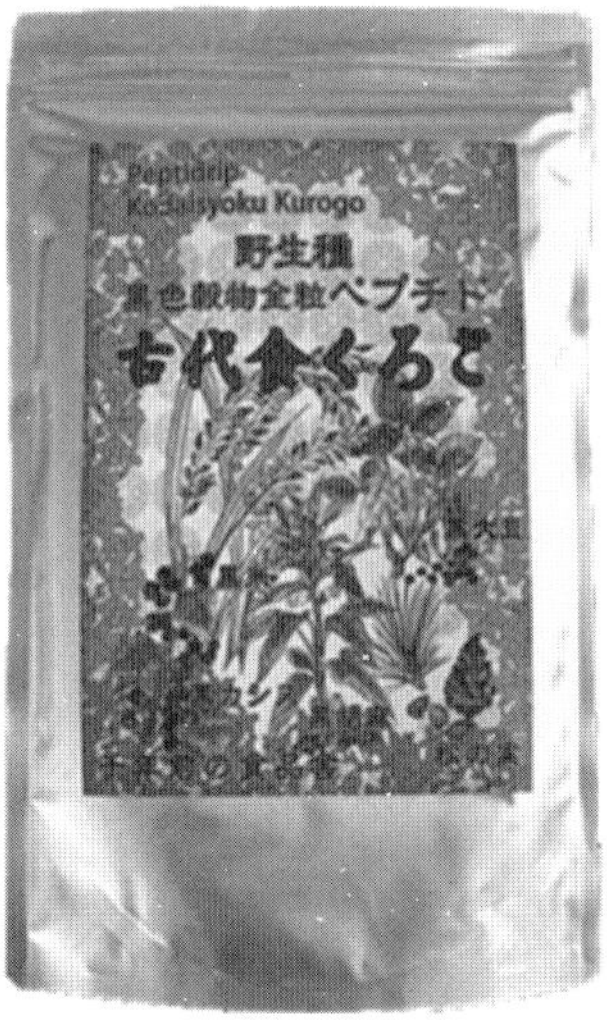

古代食くろご・ペプチド

還元力（身体を元に戻す力）に優れた中山式野生植物ミネラルマグマ黒末も含有。

　黒色食品は少量で生命力を振動させる力があると言われ、長い食の歴史の中で黒は腎（生命力）を強化するといわれています。原種の黒米玄米と黒煎り玄米に野生種の穀物や野生果実を大地に蒔けば発芽する状態で丸ごと粉末にしています。精製・成分調整もせず、生きたままの

ポリフェノール、自然のままの生体機能調整物質等で生体恒常性を高める、ほのかに甘く素朴で高度な飲み物です。

フラクトオリゴトウ等を含まない、原料の「黒五ペプチド」には黒米も黒大豆も含まれていますが互いに足りない栄養を補うものです。

大豆には植物でありながら肉と同じリジンが多い。畑の肉と言われる所以です。ところが必須アミノ酸のメチオニンとシスチンが少ない。お米には大豆に多いリジンが少なく、大豆に少ないメチオニンとシスチンが多いのです。古来から、五つの黒い穀物を同時に摂ることが不老長寿のもととされ黒五の考え方の基本になっています。互いに不足している必須アミノ酸を補い合い、ほぼ完全食になります。

日本人はあまり肉を食べてきませんでしたが、お米と大豆のおかげで世界的に長寿です。また同じ作物でも黒い食品には強い生命力があります。昔から黒い食品は腎に良いと言われていましたが、生命力のもとである腎に黒色は集まります。あらゆる絵の具を混ぜると黒色になるように成分が多いほど黒に近くなります。黒は体内で遠赤外線を放射し、冷えた臓器を温めて生命力を高める色です。

従来、全粒穀物の消化吸収には多大な体力(血液)が必要といわれてきましたが、「古代食くろご・

ペプチド」は、全粒穀物の消化の悪さを解消し、アミノ酸が10〜49個ほどつながった水溶性ペプチドです。50万〜100万分の一ミリという低分子のため消化吸収に過剰な負担がかからず野生種の生命力を丸ごと頂くことができます。

黒米玄米などの野生種の原料を12時間以上水に浸潤させ、種子の持つ動物に食べ尽くされないための毒となる発芽抑制因子の毒性を発芽前段階にして消去しています。

また、熊本のお客様からは「知人の医師が免疫エネルギーテスト（0リングテストを進化させたもの）を行ったところ、『古代食くろご・ペプチド』と『だし&栄養スープ』のエネルギーの凄さに驚かれた」といった連絡がありました。免疫エネルギーテストというのは初耳でしたが、人体には微弱な電気が流れており流れの強弱で筋肉の力が満ちたり抜けたりします。食べ物には栄養以前のエネルギー・振動（波動）がありますが、その振動に共鳴してエネルギーが強く測定されたのだと私は理解しています。

「古代食くろご・ペプチド」や「だし&栄養スープ」は素材丸ごとの複雑な生命体であり、分析できないような微量栄養素も含まれています。そのため少量で脳が満足しますので、体はお昼まで胃腸や肝臓を休ませることができますから夜中に代謝された老廃物の排泄に専念することができます。

「古代のカシス」

「古代のカシス」の発祥はシベリアのバイカル湖周辺から鳥獣に運ばれ中国の長白山脈の秘境に自生しました。現代では挿し木によっても増やされ野生と挿し木が混在しています。冬場マイナス30℃、夏場プラス30℃以上の寒暖差に耐える野生果実です。頂上付近ではマイナス46℃にもなります。一般的な植物は水分が凍り付き破裂するような苛酷な自然環境下で3万年以上にわたり変化を拒み続けている頑固な果実の古代種です。人の立ち入らない秘境ゆえ品種改良もなされていません。品種改良とは糖度を上げたり収穫に適すよう樹高を調整したりします。人には都合の良い品種改良であっても野生種の持つ生命力を失わせることにもなります。

日本においては国立旭川医科大学で色素栄養学の面から研究され、研究者からすべてのカシスの比較研究の基準になるといわしめるほど生命力に満ちています。

一物全体食として、皮・種・果肉をすべて丸ごと7倍濃縮しました。6g入りの分包になっています。一袋に約40粒の古代種のカシスが濃縮されています。「黒五ペプチド」の原料にも使われています。

製品はpH2・6でとても酸味の強い濃縮液ですが薄めて飲むと「野生の生命力が体に取り込ま

れると実感できる」と体感する人もいます。７倍に薄めると野生種のカシスそのものの味が再現できます。「古代のカシス」は収穫年度によって異なりますが１００ｇ中１８００〜３０００㎎のずば抜けた量の野生ポリフェノールを含有します。

「古代のカシス」に含まれるレスベラトロールに対し、シス型かトランス型かのご質問を受けました。これもかなり専門的な質問ですので、研究者から得た回答を要約してお答えします。

結論から言うと、「古代のカシス」のレスベラトロールはシス型とトランス型が混在している。

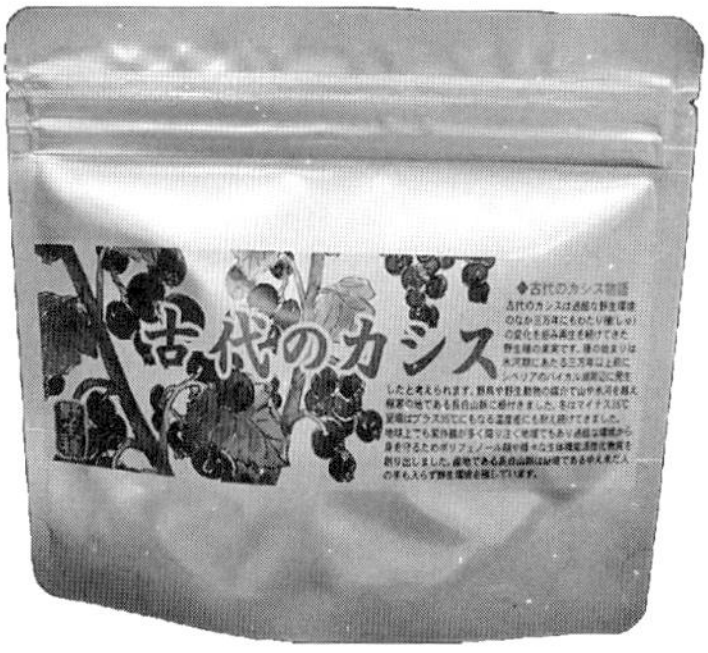

古代のカシス

トランス型は人工の物を指すことが多く、心疾患になり易いマーガリンなどのトランス脂肪酸が代表的なものです。トランス脂肪酸は天然ではチーズなどにも含まれています。

健康食品の業者がインターネットなどでトランス型のレスベラトロールと謳っていますが、レスベラトロールは熱にも弱く抽出は極めて困難であるうえに天然型であるか証明も難しく、また表記の義務も無いそうです。さらにシス型は人工的には作れないそうです。

弊舎では野生種である「古代のカシス」をレスベラトロール

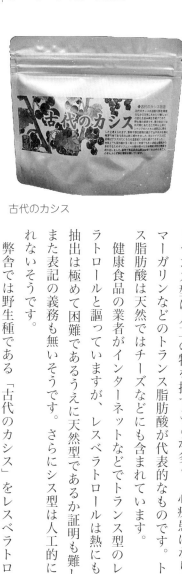

の多い果皮と種と丸ごと圧搾したものを原料としていますが複雑な生命体を分離抽出することなく丸ごと摂る事の出来るもっとも食の栄養以前の生命力を摂り入れることを考慮した方法と考えています。

「古代のカシス」の保存方法と効果的な飲み方

「古代のカシス」は、流通は常温でいいのですが、お求めになってからは、ご面倒ですが冷凍保存をお願い致します。外袋の開封にかかわらず冷凍保存していただきますとより成分が安定します。

マイナス30℃を超す野生環境で育っていますので、家庭用冷蔵庫のマイナス25℃程度では冷凍しても固まりません。確認していませんが、マイナス25℃でも分子が動いているのかもしれません。分包の破損の心配もありません。冷凍していただきますと、2〜3年ほどはほとんど変化がありません。ただ、賞味期限は、常温保存した場合に設定にしています。実際には常温でも構わないのですが、保管方法によっては薄めると赤く発色される鮮やかさがなくなってくる恐れがあります。pH2・2〜pH3ですので腐敗しにくい濃縮液です。

熱に強いのでお酒を召し上がる方は焼酎のお湯割りや、おしゃれな赤いビールでお試し頂けると、ビールの体を冷やす作用が少しでも弱くなるのではと思います。1歳以上にならないと飲んでいただけませんが、蜂蜜をまぜるとお子さまにも喜んで飲んで頂けます。
私の家では、夏場は子供たちにかき氷の赤い蜜を作ってあげています。また、原液に蜂蜜を等量まぜると、安全で美味しい「のど飴」にもなります。（注意!!　蜂蜜は乳児ボツリヌス症の恐れがありますので1歳以上のお子様からお使いください）
産地は、地球上でもっとも紫外線の多く降り注ぐ長白山脈ですから、根を張り自由に動くことのできない植物にとって紫外線に対抗するための成分がおのずと生み出されたのだと言われています。そのおかげで長白山脈は野生漢方薬のメッカとなっています。市販のジュースでは味わえない野生種の生命力を楽しんで下さい。

エピローグ
旅の続きは　創作の続き

子供のころから拾い集めた木っ端でゼロ戦や複葉機のおもちゃを作って遊んでいました。昭和中期の学校教材だった緑色の油粘土を塗装代わりに薄く機体に貼り、迷彩色となったゼロ戦にバッバッバッバンと敵機のグラマンの機銃の擬音を吐きながら釘の先で機銃弾の跡をつけ、危機に陥ったゼロ戦が逆転する空想に耽っていました。でも皆さんの中にはゼロ戦のこともご存じない方がいらっしゃるかもしれませんね。

小学校1年の時に描いた、赤ン坊を乗せた乳母車を押して買い物をするお母さんの絵がコンクールで入選し、選者評に「黄昏時《たそがれどき》の商店街の雰囲気がよく出ている」と添えられていました。

私は人と同じことをするのが嫌な天邪鬼《あまのじゃく》でした。今でも鮮明に覚えていますが実は提供された大きな画用紙の裏面を使って描いたのです。当時はまだまだ物資不足でした。画用紙は現代のよ

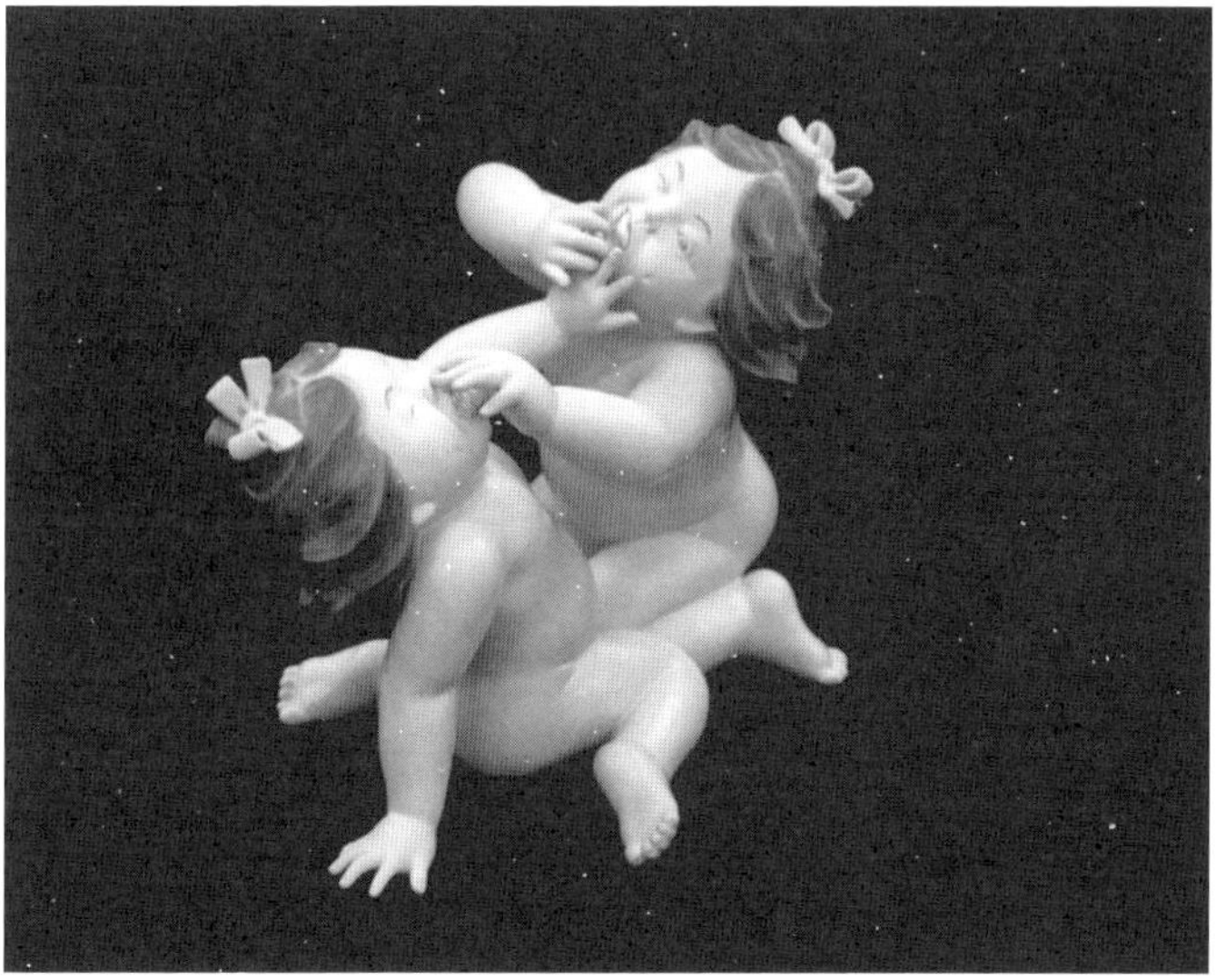

遊戯童

うな純白のものでなく昔の表現で馬糞紙《ばふんし》に近いものだった記憶しています。表はやや白く裏はグレーがかった馬糞の色だったと思います。裏面の色、それは批評で頂いた黄昏《たそがれ》の色でした。

頂いた賞状を握りしめ、仕事から帰ってきた母に褒めて欲しくて賞状を恥ずかし気に見せた記憶があります。私の創作人生はその時に始まりました。人は褒められると人生が変わります。

画像の「遊戯童《ゆうぎわらべ》」は創作人形作家を目指していた時の作品です。長女と次女が鼻をつぶしあいじゃれあうひとコマからイメージしました。裏表紙の人形は「風麗《ふうれい》十五日の風《かぜ》」といいます。長女の七五三の振袖姿から十五年後をイメージしたものです。共に最高賞を頂きました。

創作人形では生活が成り立ちませんでしたが「千年前の食品舎」に創作のステージを移し、「一物全体食」の創作から今、手に取って頂いている書籍まで、創作の日々を続けられましたことを心より感謝いたします。

今思うことは「出会いに恵まれ、お客様に恵まれ、私は運がよかった」「買《こ》うての幸い、売っての幸せ」

最後まで読んで頂き有難うございました。

令和7年3月10日

猪股恵喜

手のひらの宇宙ＢＯＯＫｓ®第45号

栄養以前の生命力を食べる

2025年4月5日　初版第１刷

著　　者　猪股　恵喜
発 行 人　平野　智照
発 行 所　㈲ あうん社
〒669-4124 丹波市春日町野上野21
TEL/FAX（0795）70-323
URL http://ahumsha.com
Email : ahum@peace.ocn.ne.jp

製作 ● ㈱ 丹波新聞社
装丁 ● クリエイティブ・コンセプト
印刷・製本所 ● ㈱ 遊文舎

ISBN978-4-908115-47-9　C0095
＊定価はカバーに表示しています。